Copyright © 2021 Broca Dan
Contact: mail@brocadan.com
www.brocadan.com
Published by: The BookUnderCover Publishing House
Contact: mail@bookundercover.com
www.bookundercover.com

Cover Design by Broca Dan
Designed and written by Broca Dan

About this Book
Thank you for considering this
Jumbo Word Search Book for Seniors.

This 200-grid word search book contains
more than 4,000 words to find and
is one of a series of Puzzle Books,
Written and designed by Broca Dan and
Published by BookUnderCover Publishing.

A special Request
We would really appreciate a review on Amazon. It would
help us to produce more books that are enjoyable, useful
and informative.

More interesting puzzles and mind games will be available
at the web sites mentioned above.

All rights reserved. No part of this book may be reproduced
without written permission of the copyright owner, except for
the use of limited quotations for the purpose of book reviews.

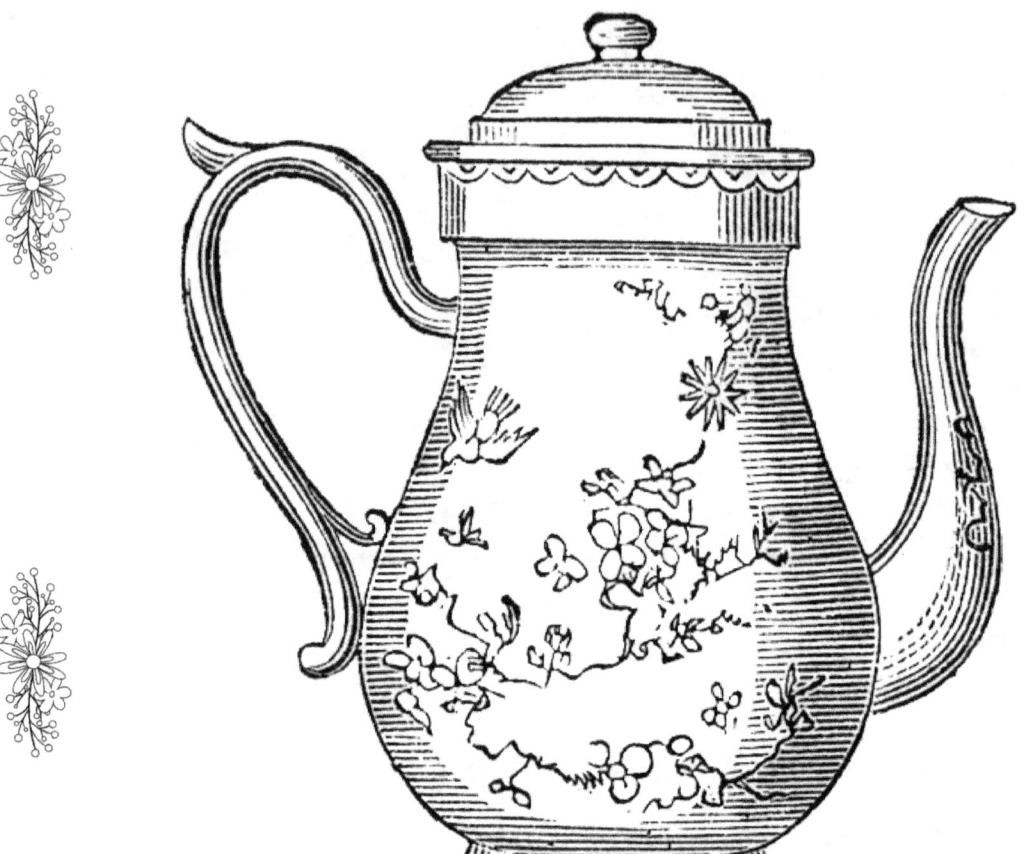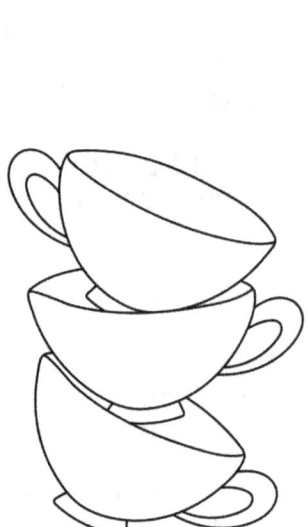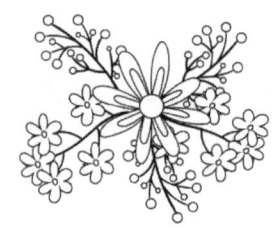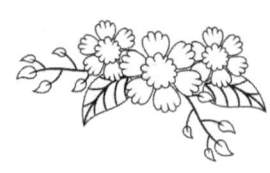

COFFEE MAY HELP

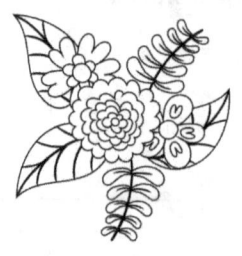

CONTENTS

HOW TO USE THIS BOOK
PAGE 5

200 ASSORTED WORD SEARCHES
PAGES 7 - 206

SOLUTIONS
PAGE 207

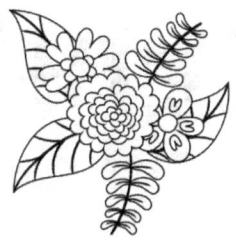

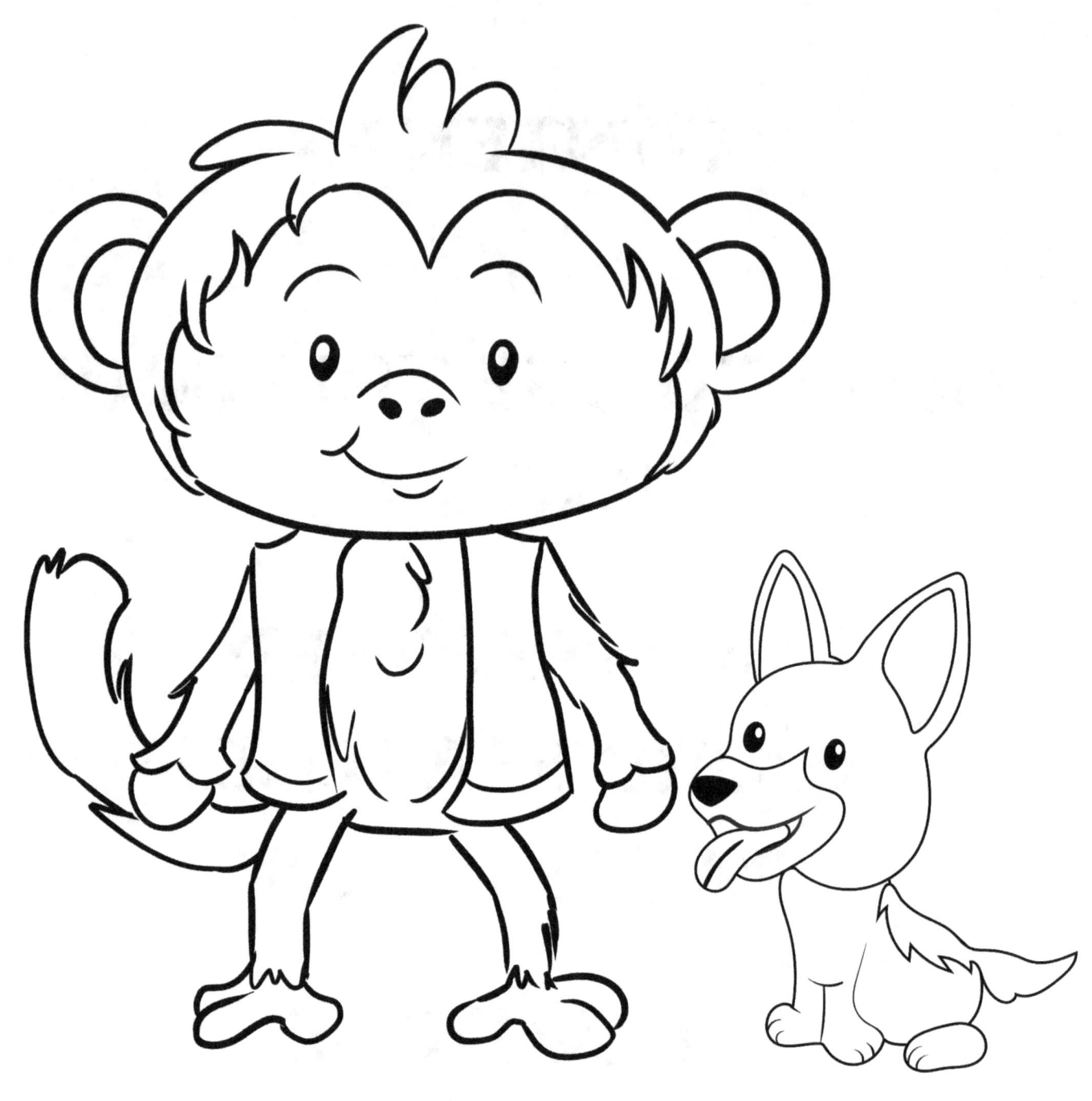

AND A LITTLE HELPER

HOW TO USE THIS BOOK

Want to make your brain more efficient, more able to take in new information and make it more adaptable?

These 200 word search puzzles contain more than 4,000 random words, some of which are fairly obscure and may encourage you to look in a dictionary, bearing in mind that the spelling in American English.

The searches are in a classical word search format in which words are hidden running up, down and diagonally, backwards or forwards.

There are solutions at the back of the book for clues and answers.

We hope you have hours, days and weeks of pleasure.

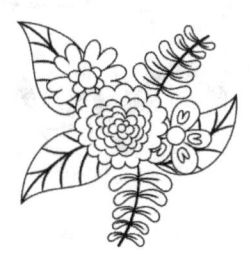

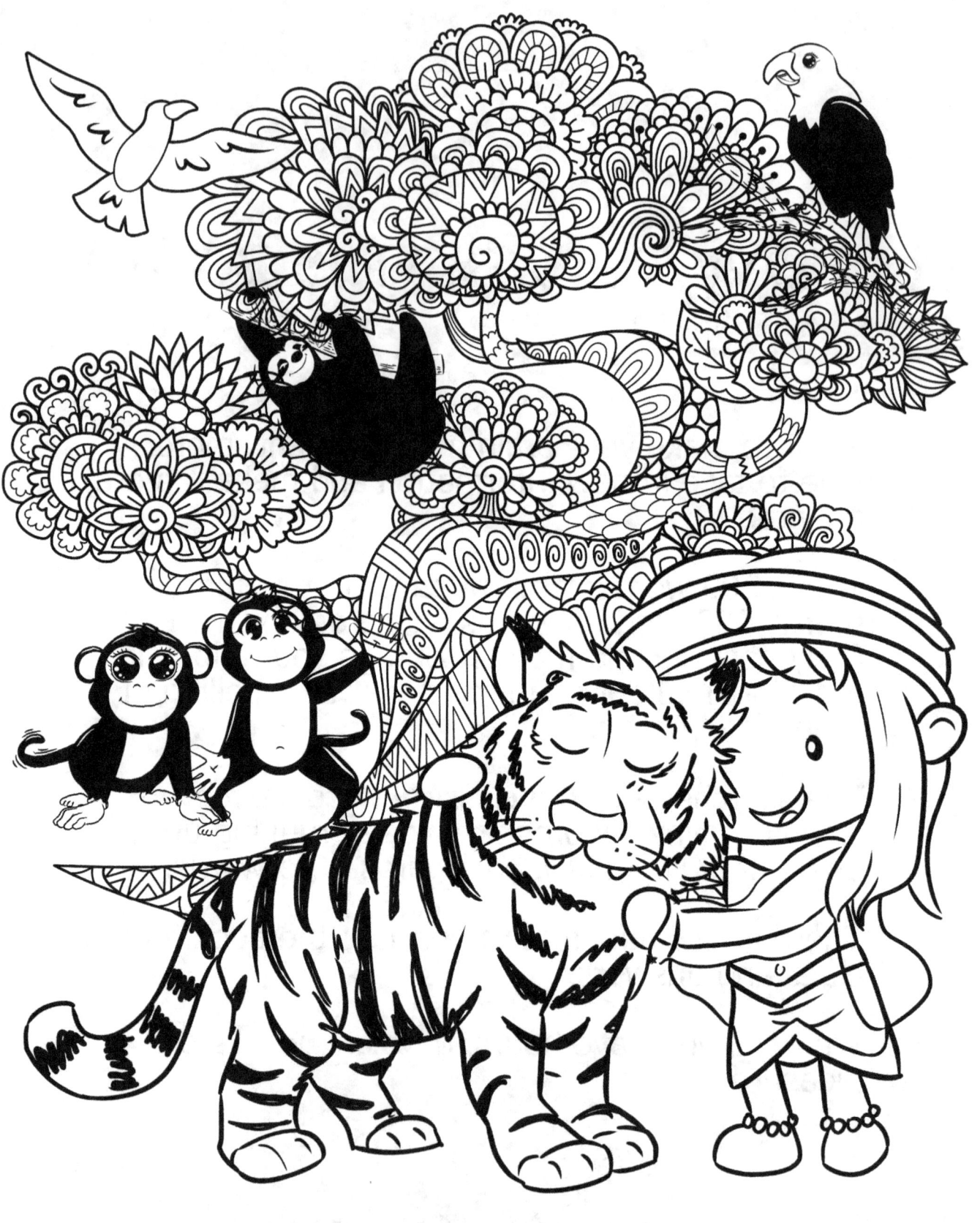

OR TWO...

Puzzle #1
Assorted Words 1

```
M H C S M C O N S U M I N G O
E A C C E L E R A T I O N X R
F P X E R D S E N A G M J A
A H I U T I O D O L H E G Y B
L I T G S S R H E R S D H H S
S L V U N F S N T I T S I C O
E A D M A I L E D A T X U P L
T N R E O G K B G L C T E T V
T D X G R U J C R Z L Q E D E
O E O T G R C S U L L O M R S
Q R K R S E A P F S W X W O P
R I U C R S W W F D E A V I V
N N E B I N H A L A T I O N S
F G Y F Y R O K Y E L P P I T
Y L E V I T C E F F E N I W Y
```

ABSOLVES
ACCELERATION
CATHODES
CHEATS
CONSUMING
CRICKET
DEXTROSE
DISFIGURES
FALSETTO
GRUFFLY
INEFFECTIVELY
INHALATIONS
MAILED
MOLLUSC
PHILANDERING
PRETTIED
SUCKING
TIPPLE
TUSSLE
VIVAED
WARRED

Assorted Words 2

```
P W G Q D P S U O I V I L B O
E E E N I L D R A H W U W R K
R T V R I S J X C A K H O E Y
P D E V O T G N I I B I L A P
E R P R Y T A P J Y B T F T R
T E E S A B A L G Q L C I H O
U P D S F C J N O K Y H S L S
A T D A U R H O I P U E H E T
T I L J B T A I Y M A D A S I
I L E E U E A C C O O R B S T
N E D X L H M I T K Y N T O U
G S V D G H K P H U P K E X T
D O O H I L E V I L R E O D E
T B S G N I T I B M B E A O S
V Q K C G R A V I O L I S S H
```

ABASE	EXTRAPOLATING	PEDDLED
ALIBIING	FRACTURES	PERPETUATING
BITINGS	HARDLINE	PROSTITUTES
BREATHLESS	HIATUS	RAVIOLI
BULGING	HITCHED	REPTILES
CARET	HOOKY	WOLFISH
CHICKPEAS	LIVELIHOOD	
DENOMINATOR	OBLIVIOUS	

Assorted Words 3

```
C O T X H D E R U T A I N I M
W S S P T A O B W O H S X A Z
O Y W K I D N A P E R J R Y H
D E L D D E M Q S X H T G A F
E X P L E T I V E D V C B P M
Z K Q F A L C O N A N X S P N
N S M B Z C H O C O L A T E O
T B J L E T I N I F N I T D N
K N E R J B O A B N B T G S M
O M I N C E S E R E N A E M E
E H X O U S X A I B O I D R M
S C U L P T E D S N E V I M B
H C U S E N O N K S G G C V E
Y T A R K S U M S S U O L Q R
L E T S A P S G C N O L P A S
```

ALGEBRAICALLY
BRISKS
CHOCOLATE
ESCHEW
EXPLETIVE
FALCON
GUNPOINT
INFINITE
KIDNAPER
MEANER
MEDDLED
MINCES
MINIATURED
MUSKRAT
NONESUCH
NONMEMBERS
PASTEL
SCULPTED
SHOWBOAT
STANDS
TOEING
YAPPED

Assorted Words 4

```
S P E N D S T R G N I P P A T
Z W R A N G L E M U L L I N G
D I G R A P H S L M S K T C R
D O J R F A C B D T G T Z I C
J H J D F C S X E L N Y L L A
E Y Q V I U U L B I M A M L R
V P M W R T A S U K I L G A R
L H C O M M E N T A T O R R I
E E H T A W S M I O H S L I A
G N C S T S O H N M D R N E G
A A M B I E E R G E D I E S E
T T C H O M P S T I K S A V H
I I I S N Y B R R T I A R N O
N O T I S B A B T P M E E R P
G N C E F U Y G G U M V D K O
```

AFFIRMATIONS
ANCILLARIES
CARRIAGE
CHOMPS
COMMENTATOR
CUSTODIAN
DEBUTING
DEGREE

DIGRAPHS
GANTLET
HOSTS
HYPHENATION
LEGATING
MUGGY
MULLING
NEARED

OVERHAULS
PREEMPT
SKITS
SPENDS
SWATHE
TAPPING
WRANGLE

Puzzle #5
Assorted Words 5

```
Q E S U A E T N A M T R O P B
H G D N P S H O W E R I E R H
E Q N E I D E N E T S I L G E
A U C I V R E L B M A E R P M
R A I X T A E T E E P T J K A
T S R N V N L N A V B Z U U T
B A C M A T I S I C E Z M Z O
R R U H S B Y R O L E R B H L
O Z M Z I H R L P F R F O O O
K D C T Z C B U E E F I E Q G
E G I H T W O M T R U S A D I
I P S C A T E R W A U L E I S
V Y E T U N I M Y Z R P B T T
P O S O V E R H A N G I N G S
Q N X V K E T A R E N I C N I
```

AIRLINER
BLUEPRINTING
CATERWAUL
CHICORY
CIRCUMCISES
DEFECATED
GLISTENED
HEARTBROKE

HEMATOLOGISTS
INCINERATE
JUMBO
MINUTE
OFFSETS
OVERHANGING
PORTMANTEAUS
PREAMBLE

PURELY
QUASAR
REVEL
SHOWERIER
SLAVED
TURBAN

Puzzle #6
Assorted Words 6

```
G Q I Z P O R T R A I T S E T
E T K F G R A D U A T I O N N
N O I T C E P S O R T N I T H
L F K O A E T A I N M U L A C
C E G I J O B P H Q C H R N I
S G L E L B B I R D V Y E G P
Y S K L O F V E R X S D P L U
V S A B I L B H F B V R A E B
D D E T U P M O C I D O I M L
W E E R E Q T H E F L P R E I
A W I L J L H I O T R O E N C
L D R L T O I D C H A N D T A
N M H C L T I E E W O I P S N
U J P O O A A D R L D C P B S
T S T L O V R B X S A S U O S
```

ATELIERS
BATTLE
BRIBE
CALUMNIATE
COMPUTED
DRIBBLE
ELLIPTIC
ENTANGLEMENTS
FOLKSY
GRADUATION
HIDED
HYDROPONICS
INTROSPECTION
LIFEBOAT
OPIATE
PORTRAITS
PUBLICANS
RALLIED
REPAIRED
VOLTS
WALNUT

Puzzle #7
Assorted Words 7

```
Y R G T C R E D W O P N U G T
P U S T S I G O L O Y R B M E
A S E E G A G T R O M C X M D
F Q F X Y Y B P A V I L I O N
A F W O V E R S U P P L I E S
L C J G D C M A L A D R O I T
S P C T B U K W T H E S I S W
I S A E E T W G G I W I R E P
F W A I L T M A L D D R S J R
I S W I P E M P L O Y E S M Z
E T W U D R R X F B C R J Y
D Z A G E S R A B E D E S E D
D E X P E N D I T U R E S R H
R O R A N G E A D E S Y G G E
G N I Z I L A T I P S O H P C
```

ACCELERATE
CUTTERS
DEBARS
EMBRYOLOGISTS
EMPLOY
EXPENDITURE
FALSIFIED
GLOBES

GUNPOWDER
HEREDITARY
HOSPITALIZING
MALADROIT
MORTGAGEES
ORANGEADES
OVERSUPPLIES
PAVILION

PERIWIG
SWIPE
THESIS

Assorted Words 8

```
T I F S E C N E D I C N I N S
L H O L L I E S E T I S B E W
M P G N I L I C N O C E R T B
I N H I V E S T E E T O T A L
S P C U R I I B D E N N I H T
A A O N X H N S B E Y K I E Q
D Y T W M K T R E H M B Y X P
V X T F E Q E R E H B M O P K
E B O I O L C R O G S D A U J
N Z N R L O B O A F A I H R E
T O T R C I T A N I L L M G C
U K A T L A B B R I N K S A V
R H I K H I M E A O C Y T T F
E E L I S S I M D L D A G E R
S P H A R Y N G E A L A L D Q
```

ADORABLE
BRINKS
CONICAL
COTTONTAIL
CRAMMED
DEBILITY
EXPURGATED
FAMISHES

FOOTBALL
FORTHRIGHT
HIVES
HOLLIES
INCIDENCES
MACRO
MISADVENTURES
MISSILE

PHARYNGEAL
RAINY
RECONCILING
REGALS
TEETOTAL
THINNED
WEBSITES

Puzzle #9
Assorted Words 9

```
S O S S E N L U F E T I P S F
U W R X F O T J J U T T I N G
B D O P A R A D I S E S V M S
U U O G D F R E E D M A N A H
R V M C N E N T H R A L S S R
B C E P B I G A D C M D F S I
A Y R F S B N G I N A I D E E
N K U P R O B I A L U V S S K
I E V E V L N H T H I O I I S
N N N E D D O R T E R V W T Z
S N E G R E L L A I L O I E Y
I E E Z I R E T U A C L Y C R
G D E T C E L E E R Z I U L U
N S T E N O G R A P H E R B N
E G R A L U M I S C R E A N T
```

ALLERGENS
BOLDER
BULLETINING
CAUTERIZE
CAVITY
CIVILIAN
DERMIS
ENTHRALS

FREEDMAN
HAGGED
INSIGNE
JUTTING
KENNED
LARGE
MASSES
MISCREANT

PARADISES
REELECTED
RETRODDEN
REWOUND
ROOMER
SHRIEKS
SPITEFULNESS
STENOGRAPHER

Assorted Words 10

```
S E S R E M M I N U R I N G L
S G H B O G N I L E E K V K P
G D A Z Z L E N O T E L E K S
T S N O I T A R U J D A T A G
S B E A T I T U D E S P A R K
S E Y Y G O L O T N O R E G H
K W A G O U D I S A B L I N G
E G G T O T S E H C R A L Q P
T R B V E N R I T C E J B O T
C A S C A D E F Y L R E T T U
H M E N O S U O R T A L O D I
I M W X P Z G N I L B M A H S
E E U X T N E R E V E R R I P
R S M C M R C O N F A B B E D
I P G N I T A R E M U N E T K
```

ADJURATIONS
BEATITUDES
BYGONE
CASCADE
CHILI
CONFABBED
DAZZLE
DISABLING
ENUMERATING
EXTRA
GERONTOLOGY
GRAMMES
IDOLATROUS
IMMERSES
INURING
IRREVERENT
KEELING
LARCHES
OBJECT
SEATED
SHAMBLING
SKELETON
SKETCHIER
SPARK

Puzzle #11
Assorted Words 11

```
K S E I T I R U C S B O X H B
N D S Q X O K E V I S U B A K
F D E N O R I Q P Q P I A C Y
P E I Y O G B L R O K P W C F
M P E Q A M A Z I U O E R U M
I A B B E W E B H N R L O S A
T L I R L Z S D Y Z G U B A C
I M Y M A E R D L E T T Z T K
G E S S W W R U I V N V J O I
A T K T Q Q L M X K X O C R N
T T O R T O L I F T E D M Y A
E O V U R E C O N V E N E M W
D E I T A R O T S G U X G H S
T S O R F A M R E P O S E X M
B K D E I P O C O T O H P A Z
```

ABUSIVE
ACCUSATORY
BLOOPER
BRAWLING
DEMONS
DREAMY
FEEBLER
IRONED
LIFTED
MACKINAWS
MITIGATED
MONEYBAG
OBSCURITIES
OILING
PALMETTOES
PERMAFROST
PHOTOCOPIED
RECONVENE
REPOSE
STRUT
SWAYED
TAROTS

17

Assorted Words 12

```
G R J D X D A E H K C A L B H
R D E D E Y X O P E L C C R H
P E I S M S T W M C A A C W I
P S M L U S S W Q A S L G L M
L X P A H T E O G R C L E T B
O J V U R G B I R I H I Z R E
C P I D K K H O Z C N L Z R C
A O A A N O I S N A P X E E I
L L N N C K O D M T R M N A L
S E D U V F P H T U L C I M I
N S S M B E T A P R I T X E T
I T E M E N D A T I O N S R I
P A K I O F K B U N G H O L E
P R E T A I T A R G N I G S S
Y G M M S N O I T P M E X E S
```

BLACKHEAD EXPANSION OBTUSER
BUNGHOLE EXTIRPATE POLESTAR
CARICATURING HEALER REAMER
CRAZIES HOOKUPS REMARK
CROSSED IMBECILITIES SNIPPY
EMENDATIONS INGRATIATE VIANDS
EPOXYED LAUDANUM
EXEMPTIONS LOCALS

Puzzle #13
Assorted Words 13

```
X D A Q R J U G G E R N A U T
L D S Z N O I T S E G I D N I
W I B O O U T L A S T S O F E
A V G E Z G N I R O T C O R P
N E E N C N F L S L R A O B W
T R N B I B A O J O N G O A E
E T E W X Y R B R O P I Y O D
R E I T G S A I R E T E F A C
O D N H O U T L E A S R D Q R
O G V L J O U R N F G A T S P
M F E J H N B L O I L S I T H
A O N R U S H E S H U Y K L M
F M T S R A T S E D O L D A S
I A O K Y F I G R R R C Q Q M
V O R D E R I N G S F N Y Z H
```

ANTEROOM	FREEBOOTER	ORDERINGS
BRIEFLY	GARBANZOS	OUTLASTS
CAFETERIAS	INDIGESTION	PROCTORING
CAGIER	INLAYING	
COHORTS	INVENTOR	
DEPOSITOR	JUGGERNAUT	
DIVERTED	LODESTARS	
FORESAILS	ONRUSHES	

Assorted Words 14

```
W A L K O U T S B R O M I N E
P E N N I N G R E N I L C E R
C O V E R P O W E R S I U C U
S T N A R T S I N I M E Y Y K
D E D N I W S C T D P U E P R
V S A O V E U E D A E U A U G
R F A L P C X V I E R L O M J
P O N G A H H P Q D D E I R A
S S E N E T A L O S E D C A C
H P O J S M G S B S E E U A R
E S E C T I O N E L I E R C M
F H H W A H U M I D I T Y G S
D N E C N E R E F E R P O E S
V T I C O G N I N I P V C R R
W M A N T I P A S T O S V H Y
```

ANTIPASTOS
BROMINE
CROUPIER
DESOLATENESS
EXPOSITORY
GREEDIEST
HUMIDITY
MACERATION
MINISTRANTS
OMEGAS
OVERPOWERS
PENNING
PHASE
PINING
PREFERENCE
RAILED
RECLINER
SCUDDED
SECTION
WALKOUTS
WINDED

Assorted Words 15

```
P C E S D N U O R G E R O F E
R R J L I C K E D A M Y W N X
O A K V R F I L B E R T S A P
G N I M I A L C X E S P C S O
E N U H G D F S O P F L F A R
S Y H O K I E R E V I D L L T
T K P T H F Y K B S I P J I A
E P G P W M Z W A D S D H Z T
R O V V O B E V E L L E D E I
O S D R A H C R O D F E C D O
N I N T E R C E P T E D M C N
E D H O M E S T E A D L A A A
G N I L T R U H J B H S L B C
S J B Y L L A E R E H T E I X
G N C O R N B A L L S J Z L T
```

ACCESSES
BEVELLED
CAMEL
CHOPPY
CORNBALLS
CRANNY
DIVER
ETHEREALLY
EXCLAIMING
EXPORTATION
FILBERTS
FLAKED
FOREGROUNDS
HOKIER
HOMESTEAD
HURTLING
INTERCEPTED
LICKED
NASALIZED
ORCHARDS
PROGESTERONE
TILLED

Assorted Words 16

```
G  S  S  A  T  I  R  A  G  R  A  M  D  P  T
N  N  H  G  T  Y  S  E  D  I  L  S  D  U  M
O  G  I  H  N  N  R  R  E  P  A  S  T  S  P
M  A  N  N  P  I  E  R  E  B  N  T  H  N  H
I  B  M  I  A  Q  T  N  E  F  Y  K  M  E  E
S  D  R  A  O  B  K  C  A  B  F  K  M  O  R
S  W  Y  N  N  G  T  S  E  M  R  O  B  L  O
T  L  C  G  R  H  T  S  P  L  M  A  G  O  M
E  A  L  L  J  E  O  U  E  A  E  I  B  G  O
P  J  U  I  Q  K  T  L  O  D  C  S  Q  I  N
P  A  C  N  H  C  H  T  E  G  I  E  E  S  E
I  O  K  G  V  T  K  M  E  S  U  D  D  M  S
N  O  U  C  L  K  N  Q  U  F  I  Q  N  S  D
G  D  B  W  K  D  S  A  L  L  I  T  N  A  M
J  C  O  L  L  A  P  S  I  B  L  E  H  H  C
```

- ANGLING
- ANTHILLS
- BACKBOARD
- BANING
- BARBERRY
- CANDIDEST
- CLUCK
- COLLAPSIBLE
- FETTER
- IMMANENT
- MANHOLES
- MANTILLAS
- MARGARITAS
- MISSTEPPING
- MUDSLIDES
- NEOLOGISMS
- OFFERS
- OUTGOING
- PHEROMONES
- REPASTS
- SELECTING
- SPACED

Assorted Words 17

```
N B T L Q Z L F G Q S G F D T
D Y I S R I J R O T A T I M I
H B D S S E C A F R U S E R N
T A M D E C L A S P S X H Q V
R E R I J X H C A O C A Q T I
B Y L S U O G I B M A K P G
R S L D H G U A T N W E J E O
A H M A S E N D L O O M D H R
S A L I U D R I E I T R V J A
S M O N C Q A H T H T B H P T
I E S F K S E N I O C Y Y C I
E L W U X K G J C K N T P I N
R E P L N R E G A E M Y I U G
E S C L G N I P P I R D E H I
S S Y Y S P U T T E R E D K Q
```

AMBIGUOUSLY
BISEXUALITY
BRASSIERES
CHRONICLER
CLASPS
COACH
DANCER
DISDAINFULLY
DRIPPING
EQUAL
FORSAKE
HARSHER
HITCHED
IMITATOR
INVIGORATING
KEYNOTING
MEAGER
RESURFACES
SHAMELESS
SPUTTERED

23

Assorted Words 18

```
N C O M P E N D I A Y U L M E
W X J S H A N D L E B A R S M
G O B P L A Y G R O U N D A Y
A R S P L A C A T E D Y N T C
U G E T A T O N N A P L G O O
I M P E A C H E D K I I O N N
M D C G D E L L E U R G P I S
J T S R E N I M R E T E D E U
Z R W Z C O N S U M E R I S M
R A J L R I G L O O H C S T M
M G D E T N U B S C O U R S A
M I A L C E R J C I B M A I T
B C D E V A L U E D N L S S I
N S S R E D N E V O R P V X N
Y S N O S R E P R I A H C S G
```

- ANNOTATE
- BUNTED
- CHAIRPERSONS
- COMPENDIA
- CONSUMERISM
- CONSUMMATING
- DETERMINERS
- DEVALUED
- GREED
- GRUELLED
- HANDLEBARS
- IAMBIC
- IMPEACHED
- PIPER
- PLACATED
- PLAYGROUND
- PROVENDERS
- RECLAIM
- SCHOOLGIRL
- SCOURS
- TONIEST
- TRAGICS

Assorted Words 19

```
P G N I Z I D R A P O E J R P
D I S C R E T I O N A R Y E E
U A D E Z Y T S I G I I W P N
D Y A W O N L Q T H O L A U S
E R I A V D S L F R Y U B L I
C C V B K E A S A Y A S N S V
O M N W I G R R A I D T P I E
R G S A O X M N E M R I M O N
A P U C L I M A X P A E U N E
T Q O L Z U G G P Y S R P J S
E H G D L C B Z U H C E O M S
D C O N F I R M I N G O D I I
V I L I D F B X A F A M A R D
G B F E F I Q L S E X E D N I
S R I M P E R F E C T I O N A
```

AMBULANCE
CLIMAX
CONFIRMING
DECORATED
DESPERADOES
DIORAMAS
DISCRETIONARY
DRAMA
GULLIBLE
IMPERFECTION
IMPERIALLY
INDEXES
JEOPARDIZING
LUSTIER
NOWAY
PENSIVENESS
REPULSION
TARTS

Assorted Words 20

```
B Y U Z G L W N E T R A M H T
O E T A T I L I M B Z C S O T
R E Z I M O T A J K S A O R W
S I C T L K U S G P G O L S G
C U L U R I D N E S S P A E H
H H H U T W B E O L U E R B E
T E D C E K A I P W B R I A A
J I O D N A I N D P Z A A C R
K G B J S O I S A U I N F K T
M H K G E V R Q R L A D F F L
L T Y Z R U L B F E Y S A V A
S E T A L U M R O F W T K C N
I N V O L V E D A X T O I X D
K E D J U N K E T I N G R C S
N D N S U O U T S E C N I G K
```

AFFABLEST
ANALYTIC
ATOMIZER
AUDIBILITY
BORSCHT
BRONCHUS
DIPPED
FAKIR

FORMULATES
GROWERS
HEARTLANDS
HEIGHTENED
HORSEBACK
INCESTUOUS
INVOLVED
JUNKETING

LURIDNESS
MARTEN
MILITATE
OPERANDS
SOLARIA
TENSER

Puzzle #21
Assorted Words 21

```
Q W S S E N S U O E D I H P K
T J M I D O L A T E R S C O U
A N F M A N S A R D R Q A R P
S E E S E Y A G O B L A T E H
V H T M G R D L N E J B N L O
T A G L E N O N E I J F A A T
F R Z Y B G I G A M P Z P Y O
T M D K L O D N E H O M P E G
C O L L E C T I O N S H I D R
O N O T O H P L R K O C N R A
M I R E B U I L T B C U G E P
I C A P A S S K E Y A E S N H
N A U S D N A L R E V O B S E
G Y L S U O I R B U G U L W D
X V Z C O N S T R I C T I N G
```

ABRIDGEMENT
BECKONING
CATNAPPING
COLLECTIONS
COMING
CONSTRICTING
EROGENOUS
HARMONICA

HIDEOUSNESS
HOMELAND
IDOLATERS
LUGUBRIOUSLY
MANSARD
OBLATE
OVERLANDS
PASSKEY

PHOTOGRAPHED
PHOTON
PRIMPING
REBUILT
RELAYED
SHANDY

Assorted Words 22

```
A H S T U O K C A L B F O P C
S E S A C P R E C I N C T S G
B W P P E N I H S T U O O C T
B D A H B F V P O O C H I N G
R A N E O C S D N U O P M O C
H H D L K O E L E V L N Z L I
F C E I Y L O L D E L F I R O
W Z R A N L B U D D I N G N T
S P E U K A A S U R E F I R E
T T R R G P G S T O R A G E D
R W Y A Q S P E G N I S U M I
O R B L E I I R Q L E T T E R
L T R L E N P G R A S S I E R
L J N Y Z G E O T A U Q M U K
T S E I M A O L E M I T R A W
```

APHELIA
AURALLY
BADINAGE
BAGPIPE
BLACKOUTS
BUDDING
CASES
COLLAPSING

COLLIERIES
COMPOUNDS
GRASSIER
KUMQUAT
LETTER
LOAMIEST
MUSING
OUTSHINE

PANDERER
POOCHING
PRECINCTS
RIFLED
STORAGE
STROLL
STYLE
SUREFIRE

Assorted Words 23

```
L A V C A R R O U S E L S J L
B O C F E R E E S O R T E R V
S C O S E L E L I H U A H M W
D R N E G E E P L T G A E S K
M A C J T N S S U I S T R H N
O V E P H A I R T T H U O L O
T A N R A O I L O I I C F I B
H T T S E T N C S T A N T V B
B T R D E G E E O I A L G E I
A I A A E X R R Y S U U X R E
L N T I L V E E N D S Q Q I S
L G E M I L L N S A E A I E T
T R S I E H I O N S L L S S I
F O W O L K T P S A Y L O I O
P E D E T S I X E E R P Y V D
```

ANNEXES	FUSTIER	PREEXISTED
CARROUSELS	HEARS	QUISLINGS
CELESTIAL	HONEY	REGRESS
CHILLER	KNOBBIEST	REPUTING
CONCENTRATES	LIVERIES	SOLVED
CRAVATTING	MOTHBALL	SORTER
DISASSOCIATE	PATERNALLY	VOLED
EQUATORS	PILLAR	

Assorted Words 24

```
Q M F Z G N I L L I R E P M I
E D G T W I G G I E R E K Z D
F N S N J Z B G N I L D W A D
P I O E I N J U R I O U S C U
D E M Y T R R R E P Y U R O P
X E R E N A A I U T O D P N M
S U L I G A C P N N A W D T B
I J L I P S C I T S I L L A B
S V O M A H A Q T E E J O M C
S X B Y L S E V U S W D I I Q
E C X W E R S R A I A E S N V
S E T U L D K A A U T M X A S
K H B S D I U Q I L G T J N R
R S F N U T R I T I O N E T R
M A N U F A C T U R E R S D D
```

ACQUITTED
ANYONE
ASSAILED
BALLISTICS
CADDYING
CONTAMINANT
DAWDLING
GUAVAS

IMPERILLING
INJURIOUS
JOYED
LIQUIDS
LUTES
MANUFACTURERS
MASTICATES
NUTRITION

PARING
PERIPHERAL
RINSED
SISSES
TWIGGIER
VIOLATE

Assorted Words 25

```
G N I T O N E D Z Y P P O L S
Y L L A U T N E V E B Z D A Q
S C P I P E K A R D E Z K Y F
L R G S L E Y D R U D G I N G
E R U O P O C L L R U E M H E
C S A E P K C I H C E T U I R
T X S W S H B E B F H V J U D
U C Y D V S E R C D P U E O A
R C Q A Y R I R K I T T E N S
E D R U G S T O R E S Q D G M
S A N D A L L G N I D N O F M
C I G L A R U E N N O O Q U M
S L I V E R E D X R O Q E X Y
S A R D I N I N G I T C G E R
C W R X T D E T A I C A M E B
```

BICEP
CHICKPEAS
CONNOISSEURS
DEADLIER
DENOTING
DRAKE
DRUDGING
DRUGSTORES
DYSLEXIC
EMACIATED
EVENTUALLY
FONDING
GOPHER
KITTENS
LECTURES
NEURALGIC
NEVER
SANDAL
SARDINING
SLIVERED
SLOPPY

Assorted Words 26

```
Q G R C E R U R E F L E C T Y
C Q N E A Z O V E R A C T E D
O A Y I I N I C A X E F V O S
P Y N S L K V T O G N I X E V
G K E T S R A A I R U I G Y S
V L U L A E E E S G K E Y H G
B X I B Y N L T N S I I K Y R
W T R O P S K D S S E D N R I
T S I G O L O E A H C R A G M
C Y R A T I D E R E H U S I A
F R A N S A C K S O H D V E C
W S G N I R U O P T U O K W E
C W C O N C U B I N E S F W D
O V E R T A K E V A W N I N G
Q I F B H A R M F U L N E S S
```

ARCHAEOLOGIST HARMFULNESS SNEAKIER
AWNING HEADLESS SPORT
CANTANKEROUS HEREDITARY STERLING
CANVASSERS OUTPOURINGS VAGUE
CONCUBINES OVERACTED VEXING
CORKING OVERTAKE
DIGITIZE RANSACKS
GRIMACED REFLECT

Assorted Words 27

```
E P A S S W O R D D U Z S M P
E P S Y S R E I F I N G A M R
V O C C P E E T A R G E T S O
S S S O P S N D E L P J Y N T
S I D E N S T S N D L Z F O R
Q T X E Z F R I S E A I T F A
Y I E V N I I E N E F R T A C
N O V N I O T S D U L E G S T
O N R S N O H E C A R W D E E
V A K O I I A M N A E I A S D
E L N J O U L E S G T N N L R
L J U Y N N V O N M A I K G U
L E F T O V E R S I Q M O T I
A S R E R U S U L R U H E N B
V S V E W G N I N O G G O D S
```

CONFISCATIONS
DEFENDERS
DEGRADE
DEMAGNETIZES
DOGGONING
GUINEA
HALVES
HONED
INURING
JOULES
KNEADER
LAWLESSNESS
LEFTOVERS
LINNETS
MAGNIFIERS
NOVELLA
PASSWORD
POSITIONAL
PROTRACTED
STILL
TARGETS
USURERS

Assorted Words 28

```
S N O I T P E C R E P K I H Q
N B A Z I N T E G R A T E D E
R K E Y R A T E N A L P C J P
E A R E X C O R I A T I O N S
P A R T T A R E R C J W N T W
A V J U D E W O L L O F F K F
S C O N G E N I T A L M L A O
T E Y L B A T I D E R C I L G
E L I D E A L E C O Y A C T G
D E X T A N T N L G M P T E Y
N R E S I N O U S P S U E R S
P D U G S M I W J Y M N D E R
F V Z E L A N K O D I O I D U
N Y C N E D N E P E D O C K P
W I L E S G R U B B I N E S S
```

AISLES	ENMITIES	PLANETARY
ALTERED	EXCORIATIONS	RATTRAP
CODEPENDENCY	FOGGY	REPASTED
COMITY	FOLLOWED	RESINOUS
COMPLETE	GRUBBINESS	SKINS
CONFLICTED	IDEAL	WILES
CONGENITAL	INTEGRATED	
CREDITABLY	PERCEPTIONS	

Assorted Words 29

```
S I M P L E T O N T B J Z H D
W I Z V E A C N W D E D I R P
R N O U T C R O P P I N G N D
E T I B T G N E C U D O R P A
C R X Z C R L A T Q I G T T R
K I T O E K O A T A P J E E E
S G R P B N E H M S L V L M P
T U U S S S O G X K I I C P L
U I O Y E A E I P E C S B L E
T N S V A V R S L D J E S E N
T G E E R R E G S L S P P A I
E L X T R E T E H I E M T S S
R Y A T Q M N S R F O H I S H
W S G N I W O L L O F N B K E
A S E I F I M A R B T T S T S
```

ASKED	NERVOUS	SIMPLETON
ASSISTANCE	OBSESSIONS	SKIMS
BILATERAL	OUTCROPPING	SPECK
EXHORT	PRIDED	STRAY
FOLLOWINGS	PRODUCE	STUTTER
GRASP	RAMIFIES	TEMPLE
HELLION	REEVES	WRECK
INTRIGUINGLY	REPLENISHES	

Assorted Words 30

```
J X I N C R E A S I N G L Y H
I C V J H S P L A C S G Z B E
C W M A S B I R A L U G E R A
T C L E A R S C E W T R J P R
M W B R O A O T X N N F Y D T
G E E P G V D T S J R U T P W
G N M E A E E G F I K U G U A
J N I B D L S R F S X N T P R
R S I T I Y E P H P A E O Z M
G B A T E T J G E A Q D O W I
P O O H S V T P O L N L N C N
P H Z U O A O E O I L G Z O G
S R O Z I V P C R U S A D E S
J S K O O H T O P E L T B H B
E Z I L A R U T A N D R F F E
```

- BRAVELY
- CLEARS
- COEXISTS
- COVETING
- CRUSADES
- EGOIST
- EMBITTERED
- EPISODES
- GUNWALE
- HEARTWARMING
- INCREASINGLY
- KNOWN
- NATURALIZE
- OVERHANG
- PASTING
- POOHS
- POTHOOKS
- REGULAR
- SCALPS
- TURNER
- TWEEDY
- VIZORS

Puzzle #31
Assorted Words 31

```
N C M Z D C M O T O R E D A R
S O V B Q X Y F F U M E D D E
U O I A B W Y Z J M A K E R S
R P E D E L E G A T I O N S I
G E W M R E O P E N E D V V N
E R I O C O G I T A T E S H O
D A N U L I C L E A N L Y E U
S T G T S A H C A G E Y E S S
R E I H S R A M A N A E M I C
S E H S A B A L A C Q S C T L
G Z E K K G N I F F U R G A Q
P A L P A T E D J A B B I N G
E L B A C I L P X E N V E T E
F Q I M M A C U L A T E L Y Q
Q I B U T T E R F I N G E R S
```

ACCORDION	COOPERATE	MAKERS
ANAEMIC	DELEGATIONS	MARSHIER
BADMOUTHS	EXPLICABLE	MOTORED
BUTTERFINGERS	FUMED	PALPATED
CAGEY	GRUFFING	REOPENED
CALABASHES	HESITANT	RESINOUS
CLEANLY	IMMACULATELY	SURGED
COGITATES	JABBING	VIEWING

Assorted Words 32

```
G T V S F O U T P L A Y I N G
E V S B N E H D S T E L M R A
N R S E K U L F I R P J V K I
U E M E I W G D Z O A G X S X
F M V C L R E D S K Z L Z W O
L E Y X S T A K N P N I L N A
E M Q L P D R C A A A E H E O
C B L B B U O U S I H R U C C
T R B R E A T H T A K I N G S
I A I D J R N N O I T I B M A
O N H A N D Y M E N D G L C A
N C S O R R O W A D E D L I W
D E D U L C E R P D C M L U A
B S N I A R G N I N K O F Q E
R A K R O W E M O H S J A P N
```

AMBITION
ARMLETS
BREATHTAKING
CELLARS
DAMNABLY
DECKS
FELDSPAR
FLUKES
GENUFLECTION
HANDGUNS
HANDYMEN
HOMEWORK
INGRAINS
OUTPLAYING
PRECLUDED
REMEMBRANCE
SCARIEST
SCHIZOID
SORROW
TURTLES
WILDED

Assorted Words 33

```
Q U C E B Y L E S O O L M R Z
E W Y H O Y T I L I B A I L P
L P Y C R S A H S U L P X N E
I V U P O O I T S I H W Z V Q
B N X Z N L M N N A V I D Y U
E O J C Z A I E S J N N E U I
L U S U J L E S D P F G B N V
E T T E R S E X E L F F U K O
R F I I T E C N E U L F N O C
S L G E S E D T S X M R K Z A
E A R U L D H L G F C Z I G T
Y N E T M B L C N F J V N A I
B K S D S Q M I A F H I G I O
M E S T L G L U U M Y S E H N
T D A Z U W J O R G F P C O S
```

BORON
CHROMED
COLISEUM
CONFLUENCE
DEBUNKING
DIVAN
EQUIVOCATIONS
FLEXES

GUILDS
INJURED
LAPWING
LIBELERS
LOOSELY
MACHETES
OUTFLANKED
PLIABILITY

PLUSH
PUZZLE
RUMBLE
TIGRESS
WHIST

Assorted Words 34

```
I M P O V E R I S H E D L H U
T S R H C L R B X Y S Z D G R
T P Q F O S R O S E A K A Q V
W K I R N Q Y T Z T A R L J A
I O O M S H G T S H S T R A C
R P P G T V F L E C N E D A C
L O A S E I F I T O N C H W I
I M P E R S O N A T I O N C N
N D C O N S I G N S G B J J E
G G I K A O E Z I R E V L U P
K D H V T E F H L U R K I N G
C O P Y I N G R S U P H K D X
M D B I O N F T G A V F B W S
L T X O N D E T W C G Z T Z H
U A E U L J E S C A P I N G X
```

ARRAYS
BOTTLING
CADENCE
CALKS
CHESTS
CONSIGNS
CONSTERNATION
COPYING
DIVINES
ESCAPING
GASHES
IMPERSONATION
IMPOVERISHED
LURKING
NOTIFIES
PULVERIZE
TWIRLING
VACCINE

Assorted Words 35

```
G N I T A G R U P X E M U H U
N T I M P E R T U R B A B L Y
A G N I D N E B K S U N M H N
R N A E R O A D B L O C K L H
C U C G M Q U E E R E R V X S
I T Q D R E M E R T X E C H C
S H U C I J G N I L L O L A Y
S A I C L Y S N E P M A D G M
I T T T L U N W A S H E D W D
S C S R H O I N T R U D E R H
T H F C I R C U I T R Y F I J
S E U D M Y G K T E R A B A C
R S S Y D E T S I M R I P K W
E X H A U S T I O N O E V T I
N O R M A T I V E P G Z B R O
```

ACQUITS
ARRANGEMENT
BENDING
CABARET
CIRCUITRY
CLOCKING
DAMPENS
EXHAUSTION
EXPURGATING
EXTREMER
IMPERTURBABLY
INTRUDER
LOLLING
MACROS
MISTED
NARCISSISTS
NORMATIVE
NUTHATCHES
QUEERER
ROADBLOCK
UNWASHED

Assorted Words 36

```
M P E M S W F O R E S T E R S
N R X L E E S N R E V A U Q W
R G N N E Y P E T S I L U C O
S E N G O C E O L R R Z I T D
K I K I I I T N C B E E Z D T
D T Z A L S T I I S U U E U J
G E A S M W R N O L O O G U F
P N V U E E A E E N O R D A Q
L X I R T S C R T V E S C E V
O A K L E I I A B N R E A I R
T S G N L S S T E F U E R G M
T Z C J I I B M R P R O T E S
E D A O Q L V O D O O Z C N D
D Z L Q P D S A M X M Y T L I
P A L A V E R E C T O R I E S
```

AUTISM
BRAWLING
CAVILLING
COUNTERSIGN
ELECTIONEERED
FORESTERS
FUZZIER
GASOLINE
INTERVENTION
MICROSCOPES
MORTISES
OBSERVED
OCULIST
PALAVER
PEACEMAKER
PLOTTED
QUAVER
QUEERS
RECTORIES
REDOUBLES
SCOPE
SLINK
VAGUER

Assorted Words 37

```
U T E A S S R E G N I L A M P
N R L P P D B A O U B U G O Y
T I M U A I E U S W A R M E D
R F I S N P O T R A D U C E S
U L N S N P S H J Z P V Q I Y
E E I E E E C O N D I M E N T
V R C S D R O R O T U N D L B
S S O D A S H I E R S P R I G
G M M D E A C T I V A T I N G
I O P U J R I Y Y S O J U G Q
H O U S E K E E P E R S F E I
C R T F V M A T E D H F G R D
U S E S K L A T S Y L P M I S
W V R K F L I P R E A D F E L
P R O J E C T I L E F N A S N
```

ASHIER
AUTHORITY
CONDIMENT
DEACTIVATING
DIPPERS
FESTERED
HOUSEKEEPERS
LINGERIE

LIPREAD
MALINGERS
MATED
MINICOMPUTER
MOORS
OROTUND
PROJECTILE
PUSSES

SIMPLY
SPANNED
SPRIG
STALK
SWARMED
TRADUCES
TRIFLERS
UNTRUE

Assorted Words 38

```
X P R E S S U R I N G J Y O F
E S M U D S L I N G I N G A P
C A M T L L E B B M U D M Y O
Y S N A I L A N A H C C A B T
C E M U W E W O S M I K S C L
S H Z R C G D Z A S T M B O U
H M E I S A I E U F E I R N C
P R O E M Q L W C J P L B F K
R D E O K O R P X E A T T E B
E I L R R B D O P O R H T R A
T D V D I K O N L I T P B R A
Z D F G Q U C N A I I A K E O
E L Z U X Z Q E E R A V N D L
L E S P D P S N H X L J Y U V
S S E S T H E T I C A L L Y R
```

ARTHROPOD	ESTHETICALLY	PRESSURING
ARTLESSNESS	INQUIRER	PRETZELS
BACCHANALIANS	JAILOR	RANDOMIZE
CHECKROOMS	LACUNAE	SKIMS
CHEEKBONE	MUDSLINGING	WIGWAMS
CONFERRED	PARTIAL	
DIDDLES	POTLUCK	
DUMBBELL	PRECEDE	

Puzzle #39
Assorted Words 39

```
D Y U S N I K B M A L F O B Y
G Z Y L T N E C I F I N G A M
S N U N G S G O B J B C X V T
U N I G D N O E X Z U P E F O
K U D S N N I I Y L L O N I N
P T X E R I A V D S L L W R G
T I S G I U S H O U E A S R U
T S H E S F B I N R T R I A E
T S E S N E I S T U P S S T Y
B V A I S E L R I R R E P I K
A A R E K N R O U D O E R O O
Y P T R L A A R H P O M T N P
G Q I T E U H R A Y F J D A E
A S L R E V R S T B E A B L C
K F Y B A N D A G E D K K S K
```

BANDAGED
BARRENEST
BATTEN
BULLETPROOFED
CATER
DISBURSING
GEYSERS
HEARTILY

IRRATIONALS
KEYHOLES
KOPECK
LAMBKINS
LEAST
MAGNIFICENTLY
MORTISING
POLAR

PURIFIED
REPROVING
SHAKIEST
STUDIOS
TONGUE
TRANSSHIP
UNHAND

Assorted Words 40

```
X N D U L L U K S M U N W S J
W Q G I D E M L E H W R E V O
P M R N A H B P R E Q U E L Y
N F O A I M E I H I T G C S R
L N T V N C E G S O S X X I
I O O Z G T C T B G I K P N D
P N G B B P H E E C E L A N I
R U R X R X E O P R B S Y L N
E N A B O B S F L S E N T T G
E I V F N G N I N O E G I P S
X O U R W A B E I N G P D H N
I N R S Y N S E G A M I O J A
S S E N I L R E H T O M Z T K
T S S E N I M M U H C T U E E
S L A N O I T I D N O C D F D
```

ANTHOLOGIZED
BEECHES
BEING
BIGGEST
CHUMMINESS
CONDITIONALS
DIAMETER
IMAGES
JOYRIDING
MOTHERLINESS
NABOBS
NAKED
NONUNION
NUMSKULL
OVERWHELMED
PIGEONING
PREEXIST
PREQUEL
ROTOGRAVURES
SPECCING
STYLISH

Assorted Words 41

```
B L I Q D N D R D M E N U I M
H C I T B E S E E S M U O L S
T D B N P U T L L D Y Y V L A
Q S I A S S H A L R D A W U N
U R I S C T E P P O I I K S D
E F I L L K I U R R N W K T P
A F C N I O T T G E I K T R A
S A Z U K G C R U R P T O A P
I L T K H E U A A T A P X T E
E L E H D H D P T C E D I E R
R Y C N E R R U C E K D K N S
S N I L W I G N I D D I B N G
C O N D E N S E R S M N N Z A
F G L Q Y R E M A E R C B G E
W Y X L P O C K E T K N I F E
```

ARGUES
ATHEISM
BACKTRACKING
BIDDING
CONDENSERS
CREAMERY
CURRENCY
DISLOCATED
EXTIRPATED
ILLUSTRATE
INSTITUTED
KIDDER
KNOLLS
POCKETKNIFE
PREPPING
PUGILIST
QUEASIER
RINKED
SANDPAPERS
TWIRLED

Assorted Words 42

```
P S A D I A G N O S I S P X C
Q W P M O U N D I N G T P T I
F R E E H O L D E R Z O B I R
S S B A R I N D E F I N I T E
E E R U V O T E E C T E V V S
P T N A C I G F G D A P V E H
S A A A R M O E U E D L S I O
E W L R L T A N N N X A P N U
C Y H L U P S S I O E C P I T
R Q H F O C I I T C U R L N I
E L T F S Y Q B G E S S E G N
T N L U T H S L O E R T H A G
E N L I G H T E N M R Y Z N L
R D E R E T T O L P S V K G L
E E M B E L L I S H M E N T G
```

ALLOYS
AVIONICS
BIPLANES
CURATE
DEFENSIBLE
DIAGNOSIS
EMBELLISHMENT
ENLIGHTEN
EROGENOUS
FREEHOLDER
FUNEREAL
INDEFINITE
MASTERY
MOUNDING
PADDED
PLACE
PLOTTERED
REGISTRARS
SECRETER
SHOUTING
VEINING

Puzzle #43
Assorted Words 43

```
N R E T S E W H T R O N E O I
G U G N I T A I R U X U L Y N
G N I T S U R C T Q I L D F G
M H I P P O P O T A M U S C E
F I F R W G N I S I O N O H N
R Z S F U F Q O L C V B S E U
E H K N P O N F I N A A Y C O
P M X D O N C F V Z Z Y T K U
R U Z D E M U S E R P F E E S
O T B X W H E P L G V P N R N
O N D S Z X V R O J Q S A B E
F O R B I D D I N G L Y B O S
I E Z Q B Q R N G H D C L A S
N P E B B L Y G S R F H E R N
G S E I S E T R U O C S I D H
```

ACTIVATE
CHECKERBOARD
CRUSTING
DISCOURTESIES
FORBIDDINGLY
HIPPOPOTAMUS
INGENUOUSNESS
LIVELONGS

LUXURIATING
MISNOMER
NOISING
NORTHWESTERN
OFFSPRING
PEBBLY
PRESUMED
PSYCHS

REPROOFING
SCOURING
TENABLE

Assorted Words 44

```
E N S U I N G V E S I R T A J
Y V C Q U A L I F I E D N V U
S U O R C I D U L R M B S H G
Q J M R A H J D H S P M O L G
G S P T D V K G U A D A O K E
D E L L E G K E N W T X T M R
Z A E B I C Y C L I S T Y K N
C I T A M O I X A G T U E E A
O S E G D O D L W P N I U D U
B Y D L S V K A Y A K A C N T
R I D D A N C E X C I C D X S
I E K A T S T E E K A R A P E
F L A G P O L E S R U H X B S
Z S E L B A R E D N O P M I I
G E P A C S N O O M C L U X K
```

AXIOMATIC
BACKPACK
BICYCLIST
COMPLETED
DANGLE
DODGES
DROVE
ENSUING

EXCITING
FLAGPOLES
GELLED
HATTED
IMPONDERABLES
JUGGERNAUTS
KAYAK
LUDICROUS

MOMMIE
MOONSCAPE
PARAKEETS
QUALIFIED
RIDDANCE
SOOTY
STAKE

Assorted Words 45

```
P  J  V  Z  C  E  M  A  R  T  E  D  C  M  E
A  S  S  O  R  T  I  N  G  E  Q  R  K  I  X
K  N  A  L  F  T  U  O  U  A  T  O  A  S  C
N  O  I  S  S  E  C  O  R  P  V  N  U  G  H
F  A  P  P  R  O  P  R  I  A  T  E  D  O  A
Y  W  D  L  F  T  H  G  I  R  S  O  V  N
S  Q  R  E  I  R  E  B  B  U  R  Y  S  E  G
C  R  B  O  T  T  L  E  S  P  Z  B  I  R  E
R  I  U  E  Q  L  L  M  M  H  J  E  O  N  A
E  A  N  P  G  R  E  C  O  R  G  W  P  I  B
M  O  I  O  S  A  K  F  F  J  Y  U  I  N  L
A  T  U  S  M  K  S  L  F  S  Z  Q  A  G  E
I  X  H  K  I  E  R  E  E  O  X  O  T  L  C
N  K  S  F  Z  N  N  A  R  N  P  E  E  U  E
S  H  V  E  I  N  S  M  L  P  F  S  V  R  U
```

AGAVE	LARKSPURS	PRESAGE
APPROPRIATED	LAUGHS	PROCESSION
ASSORTING	MARTED	RAISINS
BOTTLES	MISGOVERNING	REMAINS
DRONES	MNEMONIC	RIGHTFUL
EXCHANGEABLE	OFFER	RUBBERIER
FELTED	OPIATE	
GROCER	OUTFLANK	

Assorted Words 46

```
L A T I G I D I S A B L E D V
C P B F K R O G A G T R O M B
M H Y M D Y O C T A G O N A L
G N I T N E M E L P M O C O F
C O S W S C R U F F S B G V R
S U I A E F M R V O P T I E E
A R R U H K A U Q L A M R E
L D A R K N E S S F U B G R L
L S Z L E J A F G K C B A E A
I T O O U N W I F D K I R A N
E O W S S L C Q N U S N B C C
D I K D R O L Y U G L G L H I
E C Q G N I R E T T A B E E N
X A Z H Y D E T C E J E D D G
Y L J N I N C O H E R E N T N
```

BATTERING
BLUFF
CELLULARS
COMPLEMENTING
CURRENCY
DARKNESS
DIGITAL
DISABLED
EJECTED
FREELANCING
FURRED
GARBLED
INCOHERENT
MORTGAGOR
OCTAGONAL
OVERREACHED
PLUCKS
SALLIED
SAUNAING
SCRUFFS
STOICAL
TABBING

Assorted Words 47

```
P N G G D I S T O R T N K F G
O A R M L E A G U E S K G E A
I M E X B A N S T S E P M E T
S E A W A R E G I O N A L L Y
O S T G L J U D I C I A R Y G
N A L F L K P R A S C A L L Y
E K Y I O H A L I M N I N G J
D E S R O T I S O P M O C S A
A S P V N R E P S E V H C G U
N X U Y I Z B H Z Q I J D A N
B C O N S I S T I N G M X K D
A F I Z T S A M N I A M V O I
M Q A R S E N A L S M J T W C
J L E T H A R G I C A L L Y E
E N L I G H T E N M E N T X D
```

- ARSENALS
- BALLOONISTS
- BROILS
- COMPOSITORS
- CONSIGNED
- CONSISTING
- DISTORT
- ENLIGHTENMENT
- GREATLY
- JAUNDICED
- JUDICIARY
- LEAGUES
- LETHARGICALLY
- LIMNING
- MAINMAST
- NAMESAKES
- POISONED
- RASCALLY
- REGIONALLY
- TEMPESTS
- VESPER

Assorted Words 48

```
K S E Z I L A R T N E C E D H
U O M B U D S M A N H A U P U
R E K A M N I A R J A L X E N
E P U R I F I E D N I P W P D
I D D P E S O S L U R H F K E
B W I A E C H G H N S A I M R
L O O S E D R G S L B B B A A
T K X M S R B A N O R E X I C
S E S R I E T I F O E T W D H
U U K C K S M E J S A E R E I
N Z M T I X Q B R E D D A N E
A P G C Y N J U L S T W T H V
M C Z U E P I J O E H R H E E
I A N S Y B Y L F T S W E A R
S T R I G G E R C S E O D D D
```

ALPHABETED
ANOREXIC
CLINICS
DECENTRALIZES
DISSEMBLES
FARCE
FLYBYS
HAIRSBREADTH
LOOSED
MAIDENHEAD
MISQUOTE
OMBUDSMAN
PESOS
PURIFIED
RAINMAKER
RETREAD
TRIGGER
TSUNAMIS
UNDERACHIEVER
UNLOOSES
WRATHED

Puzzle #49
Assorted Words 49

```
N T F S E T A R E D E F N O C
S E H P O R T S A T A C P E Q
Q W V M A S C U L I N I T Y I
Z H X I K C I T S H C T A M N
H E D W T X U G Y T T U M S Q
B A B Y S I T S N L Z M O T U
E D A E C N S G R I W N C Y I
G L X T A B Y O N E H A K B R
J O Y H E C R E P I T C R P E
R C X L G V O X O P N L N E R
J K P C I I E N F E A N E U S
A N I O N M H O Q X D T E V B
D D E F E C A T I O N G Q P S
O B S E Q U Y F V F K F E O O
Q U T N E C S E N I M U L R P
```

ANION
APPOSITIVE
BABYSITS
BEACON
BUNCHING
CATASTROPHES
CONFEDERATES
DEFECATION
EDGER
FAMILY
HEADLOCK
INQUIRERS
LUMINESCENT
MASCULINITY
MATCHSTICK
OBSEQUY
PENNING
SMUTTY
SVELTER
THIGH
WARES

Assorted Words 50

```
R I S D N E M E N E R E S J J
E F N W I O E G A T R O H S K
P V U T N S I S N S W K B N B
E W D J E U C T L I R A S I P
A T E C E R Y O A E D E X J Z
T W S E H T R T N T F N J E I
A B C E D T A O I S N H E R T
B A R Z I I H T G L O E V M V
L A I J F M E O I A A L M M E
Y X P F T N A S R L T S A O H
D E T A I L S E T N I O U T F
L F O X D E T A R T I B R A E
D E R E G G A T S C K E E Z C
D E S S U C O F S F Q N S D F
E C N E C S E R O L F N I T N
```

ARBITRATED
CAUSALITY
CREAMIEST
DEBILITATE
DESCRIPTORS
DETAILS
DISCONSOLATE
EMENDING

EMENDS
FOCUSSED
FOMENTATION
INFLORESCENCE
INTERROGATOR
LIRAS
REPEATABLY
SERENE

SHORTAGE
STAGGERED
THORNIEST
WEEDIEST

Assorted Words 51

```
T M E J C U S S E N H S R A H
K O F L O O D L I G H T R L T
S N O I T A N I M O N E D R Q
H E U P S I D E G H Y G C Z X
D S C M B F E R M E N T E D P
J E I N D E T F U T S T N U H
U T N T E G N J B H C T A P L
D R D A T G N I R Q U Y E O E
I K E E E O R I G E B Z N D M
C Q F F D L S E G H I H B H U
I V R I F N G T V A T H I J R
A E A R L I E R S N M E S N E
L A U S U L D P K A O A D U S
L Q X C Z T N X X C V C D R C
Y P H E R O M O N E S A S R H
```

AVASTS
BENIGHTED
CONVERGENCES
CUBIT
CUSHIER
DAMAGING
DENOMINATION
DIFFER

DIGESTED
EARLIER
EXPENDED
FERMENTED
FLOODLIGHT
GLEANED
HARSHNESS
HUNTS

JUDICIALLY
LEMURES
PATCH
PHEROMONES
SOTTISH
TUFTED
UPSIDE
USUAL

Assorted Words 52

```
P I R R I T A B L Y T S N B Q
E X A C T E D W O O D E N E R
G F K U S D L E G V K N O A Z
Z N T S E H C A N C E R O U S
E P I H R M A R J O R A M T B
V A A T S E R N D G O T W I P
N R B J A Q N K D D X R E F A
B A L E S L U I A M A J C Y Y
S B I A T O U A F E A X M I D
Q L G G V O L S L E W D W N A
U E H Y E I O U P L D T E G Y
E S T Y Q L R K B A S R B E S
A U I V M F L Z W L C N M L P
K E N W I L L O W Y E N V O D
Y P G W A I N S C O T T E D Z
```

BEAUTIFYING
BETOOK
BLIGHTING
CANCEROUS
CHEST
COLLEGIAN
CROONED
DEFINERS
ENCAPSULATING
EXACTED
GELDS
HANDMADE
IRRITABLY
MARJORAM
PARABLES
PAYDAYS
RIVAL
SOLUBLE
SQUALLS
SQUEAKY
TWEAK
WAINSCOTTED
WILLOWY
WOODENER

Assorted Words 53

```
W  L  H  E  T  E  R  O  G  E  N  E  O  U  S
S  G  A  K  C  O  N  K  E  N  O  H  P  G  K
H  Y  S  W  T  D  B  O  S  M  I  Z  K  S  V
A  O  H  E  Y  D  A  Y  I  V  I  V  C  F  B
X  R  E  S  E  N  T  S  R  L  I  L  I  V  K
Q  B  H  G  W  L  T  L  K  E  L  L  K  R  V
D  Y  L  L  U  F  E  R  A  C  I  I  E  S  D
H  I  H  T  J  K  N  T  E  C  I  G  Z  S  J
O  H  N  S  B  M  I  L  C  K  T  T  N  A  T
F  A  S  H  C  A  N  S  Q  V  C  A  H  A  G
B  B  N  D  C  X  G  K  P  N  C  E  T  S  M
L  I  B  E  R  A  L  I  Z  I  N  G  H  E  B
R  T  P  B  I  P  R  O  V  I  S  O  S  C  D
V  A  P  O  S  E  N  A  L  P  A  U  Q  A  W
T  T  G  N  I  D  A  R  E  U  Q  S  A  M  W
```

AQUAPLANES	GAZILLION	MASQUERADING
ARACHNID	HABITAT	MILKS
ASHCANS	HETEROGENEOUS	PHONE
BATTENING	HEYDAY	PROVISOS
CAREFULLY	KNOCK	RESENTS
CHECKER	LACTATED	SHTICK
CLIMBS	LIBERALIZING	VILEST
DRIVING	MANGIER	

Puzzle #54
Assorted Words 54

```
T B C A O Y N O T O R I O U S
E E K L F S G K G C I P O Y M
F Z B T G R D O U G H I E S T
A L I E W B A A L D M J B N W
C M E R W E M N O O M I Y A Q
E A I N U A G O C R X A X Z W
T E T A R T S N I H S O E Z Q
G H L T R E S E I S I S D I B
L T B I I R P I L O T S O E I
I I I V X E A M O I B L I R Z
U S T E E I S N I M T M Y N C
N S Z A C E R T G P L P I Z G
K C I S A E S S J E E W E L V
T S T O M P D S A P D N A R G
M U R M U R I N S T R U C T S
```

ALTERNATIVE	ELIXIRS	MURMUR
ARRANGED	FACET	MYOPIC
BEATER	FRANCHISING	NOTORIOUS
CATTIEST	GRANDPAS	PIMPERNEL
CROSSROADS	INSTRUCTS	REPTILES
DECEIT	LIMBOING	SEASICK
DOUGHIEST	MOISTLY	SNAZZIER
DOXOLOGY	MOISTURIZE	STOMP

Assorted Words 55

```
I G S D A O V E R S I Z I N G
B H T E G N I T A R E C A M B
F E S E W Y Y O O K O D V I P
K A V U H Q W B S P U M E S R
E O B U S C Y R O T A M A C O
N G P A D L O C K D U V G O S
C O N F I G U R A T I O N N T
F J D I P S T I C K Z E L C I
F N P K L G L E N G T H S E T
U V H B W I U H X C A F H I U
J V I D O L A T R O U S U V T
G J A W I F D N S E E B G E E
W A L F F O C S B I N U Y I S
T Q A D I D R E V O E I A G S
P E N C I L I N G I H R M S A
```

AMATORY
ANYBODIES
CONFIGURATION
CROCHET
DIPSTICK
GUTSIER
HOBNAILING
IDOLATROUS

LENGTHS
MACERATING
MINER
MISCONCEIVE
OVERDID
OVERSIZING
PADLOCK
PENCILING

PHIAL
PROSTITUTES
SCOFFLAW
SPUMES
SUSHI

Assorted Words 56

```
S M E N T A L I T I E S J V U
C E A X G Y E X S M I B Q I N
F A E S T S T S A E R B Q S T
S D N S T E D I E W Z N V A I
B R S C R E R W L T A E J G E
R W E U E E R M K I E I E E S
L E H P O L V S I I T H T R M
M I S G P H L O T N T U T E B
T B S T W E L A P R A C Y S D
M M S S I B P K T R O T H G E
E D A L O N A R G I R K I E Q
P P J V H M G N L M O X E O N
T U O Y R T A X D O O N V M N
E G A I R R A C S I M T S P R
O V E R R I D I N G T S A A X
```

AWAITED
BANDIT
BREASTS
BREEZES
CANCELLATIONS
CARPAL
ESTHETES
EXTERMINATION

GRANOLA
JETTY
KITCHEN
LISSOM
MASTERSTROKE
MENTALITIES
MISCARRIAGE
OVERRIDING

OVERSEES
PEPPERS
RESTING
TRYOUT
UNTIES
UTILITY
VISAGE

Assorted Words 57

```
F Y R S D E S T R U T T E D D
H T Z J S E M E L D S G W Y Z
S U S O B E P S G W B A G Y S
P B T J R A N P P A K P N D W
I E R N O U D S E Q K G W T I
P D E U A T F O U T L A I D T
L R T E D D N F H O S T E D C
E O C F S S N E U Y I R W L H
B W H C I R K E M T D V O Q E
E S I U D D A C C A S G E O R
I I N N E S V O A S M E R D D
A N G V S W V Y C L E R Y L A
N E O H O C K E D E S D A D J
S S P A I A Y R I U Q N E E Z
F S G N I T S E F I N A M P R
```

- BROADSIDES
- COARSE
- COYER
- DESCENDANT
- DEVIOUSNESS
- DOORSTEPPED
- DROWSINESS
- DYESTUFF
- ENQUIRY
- HOCKED
- HOSTED
- LEAKAGES
- MANIFESTING
- MELDS
- OUTLAID
- PLEBEIANS
- REARMAMENT
- SLACKS
- STRETCHING
- STRUTTED
- SWITCHER
- TUBED

Assorted Words 58

```
C H O B A I D E M I T L U M P
K I V S E I R E T T O L I E R
F T N S E G N I T F U T O U O
Y F F E N S O R E T S L L O P
H L E S H O I R S I E P E H O
E O E H E T I T C W C L F J R
N X K T L Z S T A O O I E H T
C E E Y A P I I A M M G T M I
E B L S N L M N L U E M P K O
F P I F D Y T N O A T L O Q N
O G E G L N Q U M G C C C D D
R B K C A J E L P P A J U R E
T K R C D M Z T D A A T H L Z
H O N B Y U J T O K A N W F
G N I L D N A H N A P E K A I
```

ANTAGONIZES
APPLEJACK
ATTEND
BIGAMY
CALISTHENIC
CLEMATISES
COMET
COMMODE

FLUCTUATIONS
HENCEFORTH
KAPUT
LANDLADY
LATELY
LOTTERIES
MULTIMEDIA
OMELETTE

PANHANDLING
PAYEE
POLLSTER
PROPORTION
TUFTING

Assorted Words 59

```
B B Q C O O R D I N A T I O N
M L A R E T A L S L L O R N U
O M E T Y L L A C I T N E D I
T T S X H T B R O U G H I N G
H W Z T C R N Y R O S I V J I
B E M G N H O A S M Y R R H P
A W R C U E A O S L E S B B U
L A Z O C B M N M A E R H H R
L T E F I Y D N G O E B G V P
S C R F V C S E G E L L A E O
Z H Y E S H S H B I A C P L S
U T D E K N O C K F S B I S E
F M Z S Y C A M I R P S L V D
P A T H O L O G I S T S A E N
I Y L S U O I T N E T E R P A
```

ALLEGES	HEROICS	PLEASANT
ASSIGNMENTS	IDENTICALLY	PRETENTIOUSLY
BATHROOM	LABELS	PRIMACY
BEDBUG	LATERAL	PURPOSED
COFFEES	MERGES	ROUGHING
CONKED	MOTHBALLS	UNROLLS
COORDINATION	MYRRH	VISOR
EXCHANGEABLE	PATHOLOGISTS	WATCH

Assorted Words 60

```
U H O R T I C U L T U R E R Z
C O U N C I L O R S V K M E K
S C J Y M Y J E G F H K F S I
N R B P L G F Q M R C B C T N
I R E L R S T Q A M A O O A D
M E S T O O U C D N E F N R I
P X O G S O M O J E E Q T T V
E T W F O I D I U P G C I E I
L E S Z S L N S S G X L N S D
L N E L H V I I T E I O U Z U
I S B M U H T P M R I B A B A
N I C O N D U C E S E M M T L
G V P G S Q O Z N K I A R A S
D E S A L I N A T E S W M A E
D E A D L I N E S C E N T E D
```

ADJUSTMENTS
AMBIGUOUSLY
ARMIES
BLOODSTREAM
BULGED
CONDUCES
CONTINUA
COUNCILORS
DEADLINES
DESALINATES
EPILOGS
EXTENSIVE
GRAFTED
HORTICULTURE
IMPELLING
INDIVIDUALS
LEMME
MINISTERS
PROMISE
RESTART
SCENTED
SHUNS
THUMBS

Assorted Words 61

```
D I A G N O S I N G D N Y S T
J T S E I R E T T I J A A C Z
K T C E H Y F W T H Y B P U B
D K X O L Z R R L G B H R X
O E R E B A S O I X N R A V O
V X O H O L G U G E S E S I N
E P A O C A G G A A Z V I E I
R L O I M R N H T S V I C R O
A A I P F M I T U S V A N Y N
N N D E P I C T R O O T H G S
X A L N X N M R E R K E G F K
I T B U R G L E S T X D P S I
O I C R A C K L I E S T Z Q N
U O J K R E G N I D M U H S J
S N O I L L U M K N A W S Z G
```

ABBREVIATED
ALARMING
APHASIC
ASSORTED
BURGLES
CRACKLIEST
DEPICT
DIAGNOSING
EXPLANATION
FRIEZING
GALES
HUMDINGER
JITTERIEST
LIGATURE
MOOED
MULLIONS
ONIONSKIN
OVERANXIOUS
SABER
SCURVIER
SWANK
WROUGHT

Assorted Words 62

```
G S E Z I S N W O D H R Z E G
K D O W N S C A L I N G Z A B
I V D H S O N O N F A T A L U
N U S S E L R E E H C Q C I N
F C S G J J A V K Z F B A V O
O U L P Z W S R E I N K M E B
M O C B J C J D I H C N J L S
E D I S C O E D O M C K I I E
R G X Y K R I H S W D R Y H R
C O R N D D G B M O N A Z O V
I R L E D I S S I N G S N O A
A A Z J M T U R N I P S I D N
L O R G D E Z I S N W O D Z C
S H Y D R O E L E C T R I C E
Y R E W E N A I D R A U G R S
```

ADMIRALS
CHEERLESS
CHEVRON
CORDITE
DISCOED
DISSING
DOWNSCALING
DOWNSIZE

DOWNSIZED
DOWNSIZES
EMERGE
GUARDIAN
HYDROELECTRIC
INFOMERCIALS
KICKY
LIVELIHOOD

NONFATAL
OBSERVANCES
SHIRK
TURNIPS

Assorted Words 63

```
C O D H A J A R A H A M X X J
B K G N I T A N O I S S A P R
F L I M F L A M M E D D G W M
M G Q O E T A N I L A S E D R
B T V S O D A R E P S E D I I
D U C T D E N O M I N A T E D
I O T O Y B A B M K A Q F I G
S M S T K A B S A D O V A J E
C E P Y O U E H L O Y W S X S
L L I E D C C I T I R H T R A
O E F D K H K H V N K Z N O C
S T F T M E O E U S N Q E S W
U W Y R N S N A D M Z E S I H
R G R A N G E S W S S I S O B
E D E N I L D A E D B L X I R
```

ARTHRITIC
BECKONED
BUTTOCKED
CHUMS
DEADLINED
DEBAUCHES
DENOMINATED
DESALINATE
DESPERADOS
DISCLOSURE
FASTNESS
FLIMFLAMMED
GRANGES
KOWTOW
MAHARAJAH
OMELET
PASSIONATING
RIDGES
SPIFFY

Assorted Words 64

```
O M O E L B A R A P M O C N I
H E V I S N E P X E N I V E O
R G N I P A E L D N I C S E R
M H T G T N B S F R W E P W N
I G M I L H T A L K S L O A R
R R E Q N O S I A I L A S L D
T A N U A Q O H B V V C T I Z
H V I O T Q P M B R M T I N P
L E A C H A G R I N N I N G A
E L L X S P O O N E D V G V R
S L S L E K W E E B S A P K K
S Y P Y S F Q H S I T T O S W
R A D I A T E D S C T E Y V A
C C O N T R O V E R T S B H Y
C D D E S O N G A I D S I M S
```

ACTIVATES
CHAGRINNING
CONTROVERTS
FLABBINESS
GLOOMIEST
GRAVELLY
HELLS
INCOMPARABLE
INEXPENSIVE
LEAPING
LIAISON
MENIALS
MIRTHLESS
MISDIAGNOSED
PARKWAYS
POSTING
RADIATED
RESCIND
SOTTISH
SPOONED
TALKS
WALING

Assorted Words 65

```
R E Z I R A L U G E R B G Y Q
D Q R W A S E T A P L U C N I
L F K M S E X C E S S I V E T
D D C O D G E R S N T K W H A
D I D D V E U F H Q O S N E R
U S Y C H A L K B O A R D S M
T P E R O T C E L L O C O E A
E E Y N N S N H R G L M I C C
A L E T O G D E U A N T A X K
R L M S I B N N S M P I D A I
O E I E S C S I A N B P Z L N
O D F Q E U U S K T O L A I G
M I E I D I J A O A S C E H S
S E G Y E A Y L P R U V S R J
T X E D E H V V Y Q C Q U N D
```

- APPARELED
- CHALKBOARD
- CODGERS
- COLLECTOR
- CONSENT
- CORONET
- CROSSBONES
- DISPELLED
- EXCESSIVE
- HEIFER
- HUMBLER
- INCULPATES
- NOISED
- PAUCITY
- QUAKING
- REGULARIZE
- SIZING
- STANDS
- TARMACKING
- TEAROOMS

Assorted Words 66

```
M H G N I X O M M U L F C D H
A M H B R A I N S T O R M E D
S A C O M M I S E R A T I N G
Q M R M E W S A F R E G S G T
U M Q B G I I S Q I R W U L W
E O J I P O A H I Q N H P A I
R T D N O E G D U L B A P D C
A H O G Y T A N G Y B H L D E
D S L S Q U E A S I E R A E D
E M L D E G O L A T A C N N S
S K O B Y Z Z A J U V P T I V
U F P R I C K S L M E Z I N P
B R E A D W I N N E R Z I G E
J U D F T S I T A M S I M U N
Z H C T I W S L A N I G R A M
```

BEAVERS
BLISS
BLUDGEON
BOMBINGS
BRAINSTORMED
BREADWINNER
CATALOGED
COMMISERATING
DOLLOPED
FINALES
FLUMMOXING
GLADDENING
JAZZY
MAMMOTHS
MARGINALS
MASQUERADES
NUMISMATIST
PRICKS
QUEASIER
SUPPLANT
SWITCH
TANGY
TWICE

Puzzle #67
Assorted Words 67

```
M I N D I C T M E N T S K V M
X E Q U A L I T Y U W N D T R
V N A S U G N I D N O F U W Q
G D Y D E I S P O T U A Q R G
S U O C C S R E T I B K C A B
W R A O N Q S J A S M I N E S
F A Z R R E D A C O R B C E Y
R B X Z D K R N E I G H B O R
Y L O F R S N R S E V A T C O
D E I P S E M O U E L D D O C
G N I G G I R A B C G W G J M
N M U T A T I O N S P C Q P W
T E X E C U T I O N E R G F P
U D B O A Q C R E E P I E S T
Q O O H C A P Z A G Z X X F O
```

ASSES
AUTOPSIED
BACKBITERS
BROCADE
CODDLE
CREEPIEST
CURRENCY
DOORKNOBS
ENDURABLE
EQUALITY
ESPIED
EXECUTIONER
FONDING
GAZPACHO
GUARDSMAN
INDICTMENTS
JASMINES
MUTATIONS
NEIGHBOR
OCTAVES
RIGGING

73

Assorted Words 68

```
H K R S R A T I O N A L I Z E
C M E Q E K A N S E L T T A R
J X D N A T I L O P O M S O C
C P B E D R A G G L E D U B Q
F L J R K C O R F T I M B U S
E R A S O G R M E S K O Y B T
M L S I E N N R A V U U D R R
H E B T M L T I E N E D S S I
O W R A N I I O P L C S O A F
U X O C N E N U S P A E S X L
Y P W F U E N G G A I B S A E
U A S J L R I O P K U U E Y D
Z N E Q B D I L P X R R Q L A
R S R B W J V C A P C D U E L
B Y E T A M P I H S O X F S I
```

ALIENABLE
ASSEVERATES
BEDRAGGLED
BRONTOSAURUS
BROWSER
CLAIMING
COSMOPOLITAN
EQUIPPING

EXODUS
FROCK
GUILES
MERCURIC
OPPONENTS
PANSY
RATIONALIZE
RATTLESNAKE

RELABEL
RIFLED
ROMANCES
SHIPMATE
SUBMIT

Puzzle #69
Assorted Words 69

```
U N L A C E S H T E I T R O F
K S E H S A L U O G V P E G S
X C O N S T R A I N D K D L L
F E R R E T I N G X V L H I I
M Y X H W M Y N L Y K Z E V M
L H S I R U O L F A L M A I N
U W S E N L N W D C C B D D E
T S A L M D B E R X Y I E Q S
D A R W E A E N D O S A G E S
S E T E Y P N D G L H Y C A F
A A T I K C A N O N I C A L M
N L I R B A S H E U U V N X V
F T L D I A B R C D D E I A S
Y L Y I E G H S E I T N A C S
K L R Z V M Z R A V I N E D Y
```

ANCHORWOMEN
BAKERS
CANONICAL
CHAPELS
CIVIL
CONSTRAIN
DOSAGES
FEEBLY
FERRETING
FLOURISH
FORTIETHS
GIRTED
GOULASHES
HABITAT
LIVID
MAGICAL
MANNED
MEDIAS
RAVINED
REDHEAD
SCANTIES
SLIMNESS
UNLACES
VILLA

75

Assorted Words 70

```
Y O A S R L I N G U I S T H Y
L O R S E N V I O U S N E S S
I W T H R E A T S V L T I A H
A C G D O S S I E R A F F B N
R N R S K I D S P R L C N L P
C O T S P I H C A D O H A I H
L G T I T I S P E C I M E N O
D A N A C N M U C K I N G G T
B E N I T I E S I D A R A P O
T R R O D N P M L E L S F K G
L N U E I N E A L L E A K X R
M M K B V T U M T U O K M Q A
E N I O U I O O M I N R B G P
C E Z W B S U M H O N N C L H
T I Z Z I E S Q E F C G A S Y
```

ANNULMENTS
ANTICIPATING
CHIPS
COMMENTATOR
DOSSIER
EMOTIONAL
ENVIOUSNESS
FRICASSEES
HOUNDING
LINGUIST
MUCKING
PARADISE
PHOTOGRAPHY
QUIVERED
SABLING
SCROLLS
SKIDS
SPECIMEN
SUBURB
THREATS
TIZZIES
VACANT

Assorted Words 71

```
C D E X I F E R P E Q S L T Q
G I E C N A W O L L A H K U P
U N T Z P R O E B U C K E N H
E V I A I U Q S V P M G A R A
C T G L M T E R D I X X O I N
G E A N B G A D I R T N Z P K
L M E D I M I M I A A A V E E
D O X L I S E T I S F Z G R R
O O C F I C R S S L A F Z E I
S N I U G U U U S A C I A I N
S S T A L L P L B I E C O C G
I T E Y E L E T E S D N A F K
E O S Y A W D A O R I C U N U
R N R I N C R U S T E D K V X
A E D I V O R P T A O R H T D
```

ACCLIMATIZED
AFFAIR
ALLOWANCE
ASIDE
ASTIGMATIC
DISBURSING
DISSEMBLING
DOSSIER

ELUCIDATE
EXCITE
EYELET
GIZZARDS
HANKERING
INCRUSTED
MOONSTONE
NEGATIVE

PREFIXED
PROVIDE
ROADWAYS
ROEBUCK
THROAT
UNRIPER

Puzzle #72
Assorted Words 72

```
P L N N H I S T O G R A M T V
G A P E O O N N G S N K J V G
L N L Y R I D R O N R I H C B
A A O L L D T E E I I E V O C
M Y N L I H L A N T T B I Q
E V Q E E R S I C O T O N O H
N R S J S B R I H I O I M E S
T A C E H T Y E T C F T B E R
A P L S R O H F U U D I R N D
T A U W G I M E B G R N D A H
I C E S Q X M I T T R B A O C
O I I J T K O R E I L F U R C
N O N G C A D T Y R C M O A G
S U G Z E N C O D E R S H C B
U S W K G N I R E D D A L W N
```

ANESTHETICS
BELONG
BITTERN
BRUTISHLY
CARTOONED
CATSUP
CLUEING
CODIFICATION
DEMOTIONS
ENCODER
FLIER
GRANDCHILDREN
GUERRILLA
HISTOGRAM
HIVING
HOMIER
LADDERING
LAMENTATIONS
MIRES
RAPACIOUS
RENTING
SOBERS

78

Assorted Words 73

```
P O U T S O U R C E S J X I N
M D E T A R D Y H S O O T H E
E W P U K C A B P T U N D R A
C K B C Z A I B W E L D E R S
D P E D E U H D S P R F U U D
P E E B M N U A I S K K D M F
U R T A V A T A R S O Q I B G
L V Y C V U T R U B C R H E H
V E M G A E S U A L C O C L R
E R U A G R Z E R L A A I S Y
R S E J H U T Z D E K S S N X
I I R R T J B N H V D J S R G
Z O L B S Y Y R O K C I H I G
E N M O P P E D H C C E D W E
S S G P A I N T B R U S H E S
```

AVATARS
BACKUP
BUGGY
CENTRAL
CLAUSE
CONTRACTED
CROSSBARS
DISCOING
HICKORY
HYDRATED
LASSIE
MATURED
MOPPED
OUTSOURCES
PAINTBRUSHES
PERKIER
PERVERSIONS
PULVERIZES
SOOTHE
TUNDRA
UMBELS
WELDERS

Assorted Words 74

```
Q S M I S C E G E N A T I O N
G W A E T A I T A P X E T N N
W O A O S F L A V O R L E S S
U W R V J T N U O M E D J L I
N S G V D E M O N I C B Q Q N
D E P L O R I N G C U S L U E
E Q D E G G U B R E T T I J X
F Y U T O L X O S R Y H U S P
E C R S M O O R D R A O B B E
A H R H Z W V A T T E D T Y D
T S E I C N E T S I S N O C I
E U T R K C U N S Y N B O W E
D G O K A D S N R O B U S B N
T U C P R L C N F R S F R Z T
T F I W S R D S C U P P E R K
```

AFTERGLOW
BOARDROOMS
BONERS
CONSISTENCIES
DEMONIC
DEMOUNT
DEPLORING
EXPATIATE

FLAVORLESS
HERALD
INEXPEDIENT
JITTERBUGGED
MISCEGENATION
SCUPPER
SNUCK
SPOUT

SUBORNS
SWIFT
UNDEFEATED
VATTED

Assorted Words 75

```
U P L A G I A R I S T S S R I
D E T N E S S I D D B L E E N
I N V I S I B I L I T Y C M A
C A N N O N A D E T J R R A T
S S U O R F S G G K X E E R T
T E S T I E T D N W X S T R E
F F I L C T D S A I F W A I N
F Y I T I U P L E E F F R E T
S I N L R M D I E I H F Y D I
V I S I R O I I R I D R U D V
K P C S P I F E V C F W E C E
N C R K T S A K S O S T O V S
F X I Z E G R H A T Q A U D O
V B B U G N Y B C M B L T O L
U X E N O I S U R T O R P N K
```

ASCRIPTION	INSCRIBE	REMARRIED
CANNONADE	INVISIBILITY	SCUFFING
CHAIRLIFT	LYRES	SECRETARY
CLIFF	OUTFIELDER	SICKEN
DISSENTED	OVERHEADS	SLIMIEST
DOWDIEST	OVIDUCT	SPINY
FORTIES	PLAGIARISTS	
INATTENTIVE	PROTRUSION	

Assorted Words 76

```
G B I A G G L O W W O R M S V
R F A J G A M E K E E P E R S
E A T S E I F F U H W I R S W
G L K S M U I N A R C N Q K A
L N E I E L D O S C S T I P P
O S I V L I B X W A U E N L O
O W T D A T Z M Q T Y R V U T
M I D M R T E W O A U S Y N A
I N F L W A I R O C G P M K B
N G U P P Y W O A L Y E I I L
E E Z D O A C A N Y B R C N E
S R I D O W N E R S A S R G S
S S N Q T S D E B M E E O U Q
B R G M Y H C S T I K D N U C
I N V A D E R S F C D Q S W A
```

AWARDING
BLOWZIEST
CATACLYSMIC
CRANIUMS
CURRYCOMB
DOWNER
ELEVATION
EMBEDS

FUZING
GAMEKEEPERS
GLOOMINESS
GLOWWORMS
GUPPY
HUFFIEST
INTERSPERSED
INVADERS

KILTER
KITSCHY
MICRONS
PLUNKING
POTABLE
SWINGERS

Assorted Words 77

```
G G G S Y E Y R T E U Q R A M
E R N I E Y L W S Y E Q F M L
C S E I W C B B L Z N I P L T
P H U Q R I N R A H T L L F R
C Y N O S U R E A R R I U C I
T E D X H R T E D E E A R R C
K E I I V G E A P A N T A U K
X F M S A L O F N R C R L M L
U V G P N D Q D Z T H E I I E
C I M P O S E D C I E K Z N F
R A F F I A X M T F D K E A O
Y F M O P P E T S I B E S T V
I M P E N I T E N C E D G E Z
W S X B H W C A T E R W A U L
P R O T E C T E D S D E E R J
```

ARTIFICES
CADENCES
CATERWAUL
CYNOSURE
DIADEMS
DOGHOUSE
ENTRENCHED
FILTERABLE

IMPENITENCE
IMPOSED
MARQUETRY
MOPPETS
NATURING
NEARBY
PERIWIG
PLURALIZES

PROTECTED
RAFFIA
REEDS
RUMINATE
TEMPO
TREKKED
TRICKLE

Assorted Words 78

```
D U P G N I R E T T A M S I T
F L S T C U R T S B O P H R A
K H Y R O T C E J B O P Y R B
P Y L B A B R U T R E P M I L
Q O L L E S T U O A W E Y T E
S E S O P E R B D D T V G A C
S Z X S D E L D D O T I N B L
T M Z P L O U G H E D C S L O
A Y U G U G G A R R E T T E T
R T T E C L U B H O U S E S H
V T L U C M S B E R E T S E U
I G J V Y Y Y I T R A W L E R
N O R O F Y L L O F Q T F D H
G O D W Y N O T O N O M O K N
S N O R T H W E S T E R L Y B
```

BERETS
CLUBHOUSES
EVICTS
EXPULSION
FOLLY
GARRET
HESITATE
IMPERTURBABLY
IRRITABLE
LYCEUMS
MONOTONY
NORTHWESTERLY
OBJECTOR
OBSTRUCTS
OUTSELL
PLOUGHED
REPOSES
SMATTERING
STARVINGS
TABLECLOTH
TODDLED
TRAWLER

Assorted Words 79

```
Y Q G K Z N E U T E R I N G C
P L I G H T E N D E U Q R O T
E T A S N S S I S E J P O I D
R H F C T X D D N T L T P Q V
S A I M I H A E A G E G E P D
O W Y Z E T G A E E F S N I D
N S S H D W I I B L R P E I Y
A E S E P E A L L Y B D D R J
L D L E T O Y Z O Y R E V O P
I K A G R N R A C P A A S T T
Z O L E N U A T K M O D T O W
E E F T R A T N A O O E M O N
D B U H R T P C D P B W G I R
B Y F T P F E S E X N I J U E
T N E D E C E R P L Q J E I J
```

ANTES
ATROPHY
BLOCKADE
DAYLIGHTS
DREADS
GEOPOLITICAL
JINGLED
JINXES
LECTURES
LIGHTEN
NEUTERING
NOSEBLEEDS
OKAYED
OPENED
PERSONALIZED
PRECEDENT
PRESETS
RETREAD
ROTARY
SPANGLE
THAWS
TORQUED

Assorted Words 80

```
G L B X S M S I R A I G A L P
G W D I Z Z I E R E A T M M N
C G Q A S H F S G Z P F U M P
I D N B Z E M U H N F E R W I
M G K I J K L Y T C A D L A M
P O H S K O O B S R U R A S P
E J B K R C F W A E O O R Q L
T M X Y P E O R D C N L R A I
U L A R T T D T E E U I L G E
S E X Q U I S I T E L Y P X R
O N E P S G N E R U M G X L M
U K J Q B I L A N A B E R X A
P U S S Y C A T S E T K N U Q
U T H O T H E A D S P K P T G
A S S E I T I V I L C O R P O
```

ALPINES
ARIDER
ARRANGE
BOOKSHOP
BUTTOCKING
CABLES
DACTYL
DIZZIER
EXQUISITELY
FREEMEN
GROUCH
GURGLED
HOTHEADS
IMPETUS
OPENEST
PIMPLIER
PLAGIARISMS
PROCLIVITIES
PUSSYCATS
REPELS
SANITY

Assorted Words 81

```
P G R P O I L O F T R O P P C
N S T E N N O B N U S W X G W
J J S J E S E C R E T E S T G
U P H A N T O M A R I T I M E
D S A H B A C K G R O U N D U
I E E T A G U R R O C Y R N A
M N I X I Y I N U N D A T E S
I S D R O U R O C K I E S T Z
N L D I E M R F E R R U L E S
U I U D R L M F T E A A E Y Q
T M I I E E L U E E X D L B B
I N W S Q Q C A L P S G I C A
V E K Z I N B T G F A B Q I O
E S O X E S T I L E D R U V I
S S E D I S B U S Y I I G S V
```

BACKGROUND
CARCASE
CORRUGATE
DIMINUTIVES
FERRULES
FLUMMOXES
GALLERIED
GRAPEFRUIT
INDIRECTLY
INUNDATES
MARITIME
PHANTOM
PORTFOLIO
RADII
ROCKIEST
SECRETEST
SLIMNESS
STILED
SUBSET
SUBSIDES
SUNBONNETS

Assorted Words 82

```
V S H P A R G O N O M Y K E C
G G Y D T H G U O R W R E V O
G N K T E G E S T U R I N G C
E N I G I P A V J M S P E R D
Y R I N N R P D G F A E D E R
N Z A T N I E A F L V M M G E
F G E S E U N C Z L V X O I E
C O N C E R T I N A I N G M X
O D K I G S P S A I E E D E A
S U P E R I O R V L S E S N M
Z Q A C O C K N E Y P N N T I
B Y H R E S P E L T E M I E N
G N I T A N O S E R N V O D E
S Y A L I G H T S S G I Y C D
S S A L I Q U E U R E D I R F
```

ALIGHTS
COCKNEY
COMPLAINING
CONCERTINAING
ERASES
GADFLIES
GESTURING
INSINCERITY

INTERPRETING
LIQUEURED
MONOGRAPHS
OVERWROUGHT
REEXAMINED
REGIMENTED
RESONATING
RESPELT

SAVVIES
STUNNING
SUPERIOR
ZAPPED

Assorted Words 83

```
S E S U S I M L B Y Z P K P O
Z G M A C H I N I S T S O O E
O F N I P S E H T O L C S P H
E N O I T A Z I N A M U H U L
S F D P R O V I D E D L E L C
B G E C R E O C S T R T R A L
R Y N X H D H L G U C U S T I
E N W I C H I T I N G R R E Q
S W E O R Q D S O G R A N D U
U N K M R E K E L R A L R W E
B Y K E E D M S T O B R U J F
M X N F K E I M Q N C D C R I
I D P P I P R L A S A A X H E
T S E V I A N F S H O L T Q D
S A S E T A L E R R O C S E I
```

BROTHERING
BYWORD
CHITIN
CLOTHESPIN
COERCE
CORRELATES
CULTURAL
DISLOCATE

FREEMEN
HAMMERINGS
HUMANIZATION
KOSHERS
LIQUEFIED
MACHINISTS
MISUSES
NAIVEST

OLIGARCH
POPULATED
PROVIDED
RESUBMITS
SLANTED
SUGAR

Assorted Words 84

```
E T D D H Y D R O S P H E R E
H Q A E R S E L G N I M M O C
M I K K X E S I W K C O L C Y
A I R E H T H P I D N I G D R
T Z Q A G C D T M L X O J K E
C O Q P G I I V I B T E L C D
H F C A N N I B A L W D T L I
B U T Q R C I P R O B L E M S
O R C L H H O H S T O P A E T
X R S F I O V C S G W B N H R
D I S O W N S L K I N V I U I
T E G J I A E K K N N I H Z C
X R T H T D O U N U E I D G T
S P L A S H E D P I D Y F I C
R U E Z I L A R O M R H S P S
```

BLITHER
CANNIBAL
CINCHONA
CLOCKWISE
COCKNEYS
COMMINGLES
DIPHTHERIA
DISOWNS
FINISHING
FURRIER
HYDROSPHERE
KNOLL
LINEUP
MATCHBOX
MORALIZE
PROBLEMS
REDISTRICT
RINKS
SIDING
SPLASHED
TEAPOTS

Assorted Words 85

```
T Y Y A B S I N T E R F E R E
M P L C R Y L B A T A E P E R
J D X L O B L I T E R A T E F
B E D R A G G L I N G U E J R
R R W W D C O R U M B L E D E
I I S S N E I C I R P U L E Q
N S S E E A T R C Z K I G J U
T I L A S I R A O U Z E S I E
E O D A S O R C L G P L D H N
R N K G G Z O E I A E Y Y U T
V W A L K E D M H S C T I P I
I A N I A X R F A S S S A N N
E M D E G N U L P V I U E C G
W A E C I E L C U N S F S E T
S S R E T E M O N A V L A G D
```

BEDRAGGLING
BROADNESS
CATEGORICALLY
DEESCALATED
DERISION
FISHERIES
FREQUENTING
GALVANOMETERS
GRIZZLY
IMPISH
INTERFERE
INTERVIEWS
NARCISSUS
NUCLEIC
OBLITERATE
OCCUPYING
PLUNGED
REGALS
REPEATABLY
RUMBLED
VAMOOSES
WALKED

Assorted Words 86

```
C L A T N E M E R C N I A P V
D O S D A E H R E G G O L R H
H T L S E A D I V I D E N D B
P A J L E F A H U M I D I T Y
S C B W A C F E E L S W L S S
H U L I D R N E N R C B A P T
S O O E T E S A R P O A M E A
I M P I A U R T D J M I E E I
Z N U E R N A E L R P G N D N
H R A R F B S L K H O U T E I
O W K N T U U I L C S C S R N
F R P B I C L G N Y I X N V G
H C A X L T E L U G N L T O X
P I G G E D Y P Y L G H F Y C
I E M B A R R A S S I N G S M
```

CLEANSING HEROINE PIGGED
COLLARS HOPEFULLY REFFED
CONCORDANCES HUMIDITY SPECTRUMS
DISCOMPOSING INANITY SPEEDER
DIVIDEND INCREMENTAL STAINING
EMBARRASSING LAMENTS
FLICKERED LOGGERHEADS
HABITUALLY LUGUBRIOUS

Assorted Words 87

```
S J M S D R S E U D B U S U X
T L T S C E C N I I B O Y P T
A R I N E I T D E T O L I P W
L E V P E S M S B E R N L H I
A V A A P M U A U D T O H I T
G I L T Y E A F N O E R S O T
M V I E H S R L N Y K T U I E
I A D D E D A S I O D L S O D
T L N X G S O T E F C L E A F
E I E S S E N I S M U L C H T
S S S F Y G N I R O L P E D W
J T S N O I T I S O P O R P G
L S O F T E N I N G W A L M B
C K I N F R E Q U E N T K Z C
Y M O R D E Z I M O N O C E N
```

ADDED
APOSTASY
BUNNIES
CLUMSINESS
CONFUSES
DEPLORING
DYNAMICS
ECONOMIZED
FILAMENT
FOURTEENS
INFREQUENT
OUSTED
PILOTED
PROPOSITIONS
REVIVALISTS
SLIPPERS
SOFTENING
SORTIE
STALAGMITES
SUBDUES
TASTED
TWITTED
VALIDNESS
WHELK

Assorted Words 88

```
T S S L R T S E I D D I G K J
J G A E Q S F Y F I T L U T S
G Y W N U U R A F W O Z G U H
Q C L L D N A E R N V Y S F H
I J R B A B I G T C O O K S V
D N G O I N A T M L R D U D J
A E D C S S O N N I A I F O M
T N T I I S U I K O R H A P K
A L U A S B R A S B C I A T F
I A U A C T U O L N U S N O L
L R Z F S L I R A P E N Z G O
C G C E N B U N E D M M T E W
O I S Z Z I F C C H I I I S E
A N E P I W S B N T C N R D D
T G Y L D N U O R I F P E O I
```

AIRCRAFT
BUNTS
CHERUBIC
CONTINUES
COOKS
CROSSROAD
DIMENSIONAL
ENLARGING
FLOWED
GIDDIEST
HALTERS
IMPLAUSIBLY
INCULCATED
INDISTINCT
QUAGMIRING
ROUNDLY
SANDBANK
SAUNA
SINFUL
STULTIFY
SWIPE
TAILCOAT

Assorted Words 89

```
R G J I R E P P O H S S A R G
O S J F L Y C A T C H E R S Y
D J I Z C F H S N I L E V A J
V B S T R G A U L R F T T A Q
C T A S I T R I L A V M E A J
K O B P S L I T T X S C P T P
E V O H P G O F U H N S G R U
E E T I N O T C L O F B I O C
L R A N E Q E S G O K U U M K
E D G X S Y E B E N C O L L E
D R E Y S C R M B K I K O O R
U I S Y Z F I G E W N C I L I
X V L H G I N G K O S U I N N
D E K L U S G U P S O P R U G
Y T I L I B I D E R C N I D J
```

CHARIOTEERING GRASSHOPPER PUCKERING
COLITIS INCREDIBILITY SABOTAGES
CRISPNESS JAVELINS SPHINX
DRUNKEST JUICING SULKED
FAITHFUL KEELED
FLOCKING LOOKOUT
FLYCATCHERS MISSAL
GINGKOS OVERDRIVE

Puzzle #90
Assorted Words 90

```
E  T  X  D  I  S  C  O  M  F  I  T  U  R  E
M  L  T  G  E  D  B  W  M  H  B  L  F  L  N
X  S  L  A  I  N  L  Z  I  I  G  J  L  I  D
R  D  B  U  S  H  E  L  L  I  N  G  O  F  O
S  R  O  S  N  E  S  K  L  Q  J  E  O  E  W
D  E  E  J  A  Y  S  W  A  M  Y  N  D  S  M
S  P  G  I  N  D  I  C  T  W  M  T  E  P  E
F  R  E  E  L  A  N  C  E  R  A  I  R  A  N
A  A  Y  L  R  E  G  N  I  G  C  T  J  N  T
C  I  T  E  N  O  H  P  A  E  G  L  G  S  S
Z  P  Q  S  A  S  G  N  I  O  G  E  R  O  F
G  R  A  M  M  E  R  U  K  A  I  S  Z  X  S
W  J  U  M  P  I  N  E  S  S  I  S  C  B  D
N  O  R  M  A  L  I  T  Y  P  I  S  R  O  T
L  F  I  S  O  T  O  P  E  M  H  Z  O  L  X
```

AWAKENED   FLOODER   LIFESPANS
BLESSING   FOREGOINGS   NORMALITY
BUSHELLING   FREELANCER   PHONETIC
DEEJAYS   GINGERLY   SENSORS
DENIM   GRAMME   SLAIN
DISCOMFITURE   INDICT
ENDOWMENTS   ISOTOPE
ENTITLES   JUMPINESS

Assorted Words 91

```
O T A I S H E G S R E D I L S
S M N L N L A D N A C Q S V V
G E N T S W L N E I L U I A N
S J I H N E R U G C K U L W Q
M O S C E E U H K O R C V M B
Y X N L N U N Q A S U E I U E
E A V I A E R A S M B T T P E
H S G R H W G I C E S M M N L
G L O W E R O E S T T U G I
B A E R T L O V R T M O E N N
N N R D M T B R A Z I E R R E
P T U V G I I B F S U C N G S
J B M J Q W R D A Q I A S T R
R C H P J C U P Q D R D H G T
N O N M A L I G N A N T N M T
```

BEELINES
BRAZIER
DABBLER
DISAVOWALS
ENACTMENT
GLOWER
GROTESQUES
HAMSTERS

HANGOUT
HEURISTICS
INTERCEDE
NONMALIGNANT
NUMBSKULLS
PICKING
PRIMROSE
REGENCIES

RHINOS
SLIDERS
UVULAS

Assorted Words 92

```
N L Y Z B D E T A U N E T T A
F M X T H R O A T S N Y F N O
O U E C N A S I A L P M O C Z
S R E D E C O R A T E S N D H
S R P A N T H E I S M W Q Q C
I H P T A O B R E W O P D F S
L Y M B R O C N A R S J J G C
I P Q R R E T N E P R A C J O
Z H E A L A C S A R K B L I X
E E O S E S I R E S B I H A S
D N G H C I R E M Y L O P F W
Y A S N O I T A T N E M G U A
S T N E M A M R I F T N V B I
S E I S O P V T U O K R O W N
Q D G S F F I R D I M R D B X
```

ATTENUATED
AUGMENTATIONS
BONEYEST
BRASHNESS
CARPENTER
COMPLAISANCE
CONDEMN
COXSWAIN
FIRMAMENTS
FOSSILIZED
HYPHENATED
MIDRIFFS
PANTHEISM
POLYMERIC
POSIES
POWERBOAT
RANCOR
RASCAL
REDECORATES
RISES
SAHIBS
THROAT
WORKOUT

Assorted Words 93

```
G N I G I L B O S I D I P L E
D C P H D E V I E C N O C D N
L O N G Z B D E D R A G E R T
S Y M M A R K C U B S M S W A
C R T S N O I T C E L F N I N
S O E L S K Y L P E E T S T G
X L N K G E S L M G Z P I P L
B I E S C N N L A N G U A G E
R V O M U A I I E V T F O Z M
C E S U U L H T L B R P J C E
D L V H U S T W C T A A D R N
F O G O T H E A H I R L L W T
S N N T Y Y Y R N S D U E C P
W G M F V A M C G C U D O R M
S P G N I L L A I D Y B A C F
```

- ADDICTING
- BROKEN
- BUCKRAM
- BUSHWHACKERS
- CONCEIVED
- CONSULTANCY
- COURTLINESS
- DIALLING
- DISOBLIGING
- ENTANGLEMENT
- INFLECTIONS
- LANGUAGE
- LARVAL
- LAYOVER
- LIVELONG
- MYTHS
- REGARDED
- RELABELS
- RESUME
- STEEPLY

Puzzle #94
Assorted Words 94

```
R E B M A X M E L L O W E D F
F S U Y L G N I R I U Q N I P
S H O S X X E C S E P I N S U
C R Y T E V I C U D N O C P R
R I K L S I R W L R L O J A G
A V C V L E X E Y E S I T R A
M E B A N A L E S T C E Y K T
B L W Q D B G L L T I T D E I
L L D L L A E U U P U C I D V
E E R G L U S I R F O D C C E
R D S E L A G E R F E P I A S
S S D R A G E R S I D L A E L
P E R P L E X E S K G J O B D
S V D H A R P I N G R E E D Y
V M N S E Z I L A R U T A N N
```

AMBER
APOPLEXIES
BANALEST
CICADAS
CONDUCIVE
CURSED
DISREGARDS
DOLEFULLEST

ECLECTICS
FRUGALLY
GREEDY
HARPING
INQUIRINGLY
MELLOWED
NATURALIZES
PERPLEXES

PURGATIVES
REGALES
RESTUDIED
SCRAMBLERS
SHRIVELLED
SNIPES
SPARKED

Assorted Words 95

```
M E I S U O I R T S U L L I D
S E Z A D M O O N L I G H T S
E N K G N I T A R T S U R F L
O U E Y N E G O R P X M O O T
V N R K E R N E L S J G E R L
E K Y K C K P O S W O L L E B
R I U S N A O R H R I B T N D
E N F Q O R L R M D A R V A U
X D U O S D O B A T T E N M K
T R B B R I N C F N D E P E Y
E E Y E Y G P O J W H D Z P E
N B Z L E F I O C B O E R H A
D E G O D L I N E S S R U U S
N L A K A G G S G G B S P Q T
R S M A N E U V E R S U L I C
```

APPEARS
BATTEN
BELLOWS
BLACKENS
BREEDERS
CONDOS
COONS
DAZES

DEEMS
FORENAME
FORGING
FRUSTRATING
GODLINESS
ILLUSTRIOUS
KERNEL
MANEUVERS

MOONLIGHTS
OVEREXTEND
PROGENY
REBELS
UNKIND
YEAST

Assorted Words 96

```
S S E N I P A O S P M I W Y E
Z N R E H S U G W K I D C I V
V B O J N M T I M E L I E S T
C I U I X T N I O P D N A T S
V O I P T D E T A L E R R O C
R T N N F A M N P S W H I P N
O E R S C D T U T O P T T B U
O C I E T R E S N E C I K M U
L H H P K I E I U I L K R D S
L N E E P C P A S R C F I I Q
F O X J R A I A S P C I F N N
F L X C V F H N T I O N P I G
C O N V A L E S C E N T I A P
T G N I H C T A L I D G U W L
D Y E S T I D E R C P J S A X
```

ASPIRIN
AUTOPSIED
BIOTECHNOLOGY
CONSTIPATED
CONVALESCENT
CORRELATED
CREDITS
ENTENTE
GUSHER
HAPPIER
INCREASINGS
INCRUSTATION
LATCHING
MILDEW
MUNICIPAL
OCHER
PICNICKER
PIFFLE
POCKING
SOAPINESS
STANDPOINT
TIMELIEST

Puzzle #97
Assorted Words 97

```
Q U E L A C I H C R A R E I H
R A C Q U E T B A L L G X N N
N T L P B R A S S I E S T X P
P O U F M O F H C N U B R J A
L O I G A R L I C F T X O C R
E A C T G Z S L A T E P V H A
R V W K O E C N C B E U E C P
Z E I F M M D C J R M B R E E
T S S R U A O R M O U S T G T
A Q N T D L R R D W I A S I S
L L P V O R N K P N A V I D W
M A D A W R E E S I I N K D H
D E T S A P E V S E Z L C I M
M S O U N D E R O S Y E B E C
C M N G K G E N I T I V E R X
```

BETCHA   GENITIVE   POCKMARKS
BLIND   GIDDIER   PROMOTION
BRASSIEST   HIERARCHICAL   RACQUETBALL
BROWNIEST   LAWFULNESS   RESTORER
BUNCH   OVERDRIVE   SOUNDER
DIVAN   PARAPETS   TUGGED
EXTROVERTS   PASTED
GARLIC   PETALS

Assorted Words 98

```
S X G S H U D D E R I N G G D
S S E N I D D U R T N T Z M P
T S E S I C E R P R A N L U R
R I C V L A M B A S T E S V O
U F J O G N I S I T C A R P S
S I D U N N O K N U H C J B P
T L I N Y V L I C E N S E S E
F I Y P A R E H T U Y C O F C
U G J V S S E R P M E O L O T
L R I N I T I A T O R S D R O
R E O P E N Q N B I A W E A R
R E M M A R G O R P B W O G S
C I M P L I C A T E D L F E J
B N T C I K N O T H O L E R M
C G G E R O N T O L O G I S T
```

CHUNK
CONVERTIBLES
DOYENS
DUNNO
EMPRESS
FILIGREEING
FORAGERS
GERONTOLOGIST
IMPLICATED
INITIATORS
KNOTHOLE
LAMBASTES
LICENSES
PRACTISING
PRECISEST
PROGRAMMER
PROSPECTORS
REOPEN
RUDDINESS
SHUDDERING
THERAPY
TRUSTFUL

Puzzle #99
Assorted Words 99

```
U P D I S P O S S E S S I N G
S S D C O N S U M A B L E S H
M K T E S T A T Y C H O H N R
E A L P E T F I Q C R J Y A M
S X S O U R E K N L Y A J C A
C N N D Y R P L T I K D N T G
C L O S U R E S F M H E P I N
Y J R C S R E T T A L P Z M A
Y O O Q A N F R X T E I L R T
L D H Y L E O M V I T L S E E
P A R A M E D I C Z D E H I D
S L U R R E D H H E L P I G D
S E K O A R A K C S U S R N I
D E T C I L F N I R A Y E E V
W G A Z I L L I O N A F S D D
```

ACCLIMATIZES	ERUPTS	PLATTERS
ARCHDEACONS	FASHIONS	REIGNED
CLOSURES	GAZILLION	SHIRES
CONSUMABLES	INFLICTED	SLURRED
CRANIA	KARAOKES	SPREED
DELPHINIA	LEAFLETS	YOLKS
DISPOSSESSING	MAGNATE	
EPILEPSY	PARAMEDIC	

Puzzle #100
Assorted Words 100

```
Y L T N E C I F I N G A M G V
M G V M C M H A R E I W O N S
I R R E P R E S S I B L E C D
C P S C H V E T O H G G C K I
R L H O O C S E S O M S O C S
O U A N G M T D P V C O M A J
F R M T S N B E E I I R M Y O
I A R R O M Y A R T E E O V I
C L O I G F Q V T T I S D K N
H I C B Y N L N L A S M E O T
E Z K U C H I P M U N K S O I
S E X T E M I G R A N T C N N
P D I I D F O O N C A F I A G
H R I N D I N G L I Q B W J B
T A L G V X D T E S D A E H J
```

BACKSTRETCH   DISJOINTING   RINDING
CHIPMUNKS   EMIGRANT   SHAMROCK
COMBATANT   FASTED   SMITE
COMMODES   HEADSET   SNOWIER
CONTRIBUTING   IRREPRESSIBLE   SORES
COSMOSES   MAGNIFICENTLY
CREEPIES   MICROFICHES
DINGING   PLURALIZED

Puzzle #101
Assorted Words 101

```
H H E S G N I K L U K S Y M G
M V D K K N A I R A N I M E S
Z S Q E N R O L S Q A N I T L
Z G A D E T A T S A V E D H E
I G N P X S E M B A R G O O N
D T K I S S R T H G I L B D D
D E A S T R A E S C F C J I E
L L M L T A U R H T N P K C R
B Q O R I U L O B S F E G A I
E I R S E C M U D E I E B L Z
S P S M N T I P C A G L W L E
T R G H Y U E Z E I P L B Y F
L F S R E V O K E D T M A U L
Y L T N A N I M O D Z R O N P
W A S P I S H L A T A L A P R
```

ALGEBRAS	ITALICIZED	SLENDERIZE
ARTICULATING	METHODICALLY	SPASM
BENCHMARKS	PALATAL	STUMPED
BLIGHT	POMPADOURS	TERMED
DEVASTATED	PUBLISHERS	UNSOLD
DOMINANTLY	REVOKED	WASPISH
EMBARGO	SEMINARIAN	WEFTS
ENROLS	SKULKING	

Assorted Words 102

```
N T P R I V A C Y B K A S P M
R O D I N G B T W J S A M O X
T A Z A R B J D E M I T S I M
A P O M P O U S A E G H H N R
B U R G H E R Y P Y N R E T E
U D D Z B S A Q P E A L F L C
L V I U G N T P A I L F I E O
A W S S H I I N R T X E B S G
T M S N E U O U E B N A D S N
I X O F G T N H N M O S A L I
O R L C H I U K T O D I G Y Z
N B V L K U L O E N P N G M E
W T E E W S M A R R Y E E A R
F U S G O S X A M E S S R M B
I N T U I T I O N L R S S R A
```

ABJURATION
AMENDMENTS
APPARENT
BURGHER
DAGGERS
DISSOLVES
EASINESS
HUMAN
HUNKERS
INTUITION
MALIGNS
MISTIMED
MOCKS
POINTLESSLY
POMPOUS
PRIVACY
RECOGNIZER
REROUTES
RODING
SIGNAL
SWEET
TABULATION

Assorted Words 103

```
G I N C E S T D E Y E S O M I
L N Z X O N E Y L L A N G I S
U P I O X O O P A Y L O A D S
N V E T A H P I G N I R A O S
C D G L T N F E S C A L I N G
H R E B B U L B R S T F A R G
E G E N W A B E J A E V T J T
O Y T Z O S H X N B T R D G U
N A N P O I I S N I U I P V A
E C D J K O T D A Z E K V E G
T D Q E E J B C K W G N L E D
T R U R R B S M U L A T T O S
E E E X N O L H T A I B S L D
S E S A E L B U S N I X O T Y
U I N H Y D R O T H E R A P Y
```

AUCTIONED
BIATHLON
BLUBBER
BOOZER
BORED
BUTTING
COOPERATIVES
DEPRESSION

EXUDE
GRAFTS
HYDROTHERAPY
INCEST
LENIENTLY
LUNCHEONETTES
MOSEYED
MULATTO

PAYLOADS
SCALING
SIGNALLY
SOARING
SUBLEASES
TOXIN
WASHABLE

Assorted Words 104

```
P  E  B  S  L  G  S  O  C  I  T  R  O  P  H
R  A  B  O  T  A  N  E  D  X  M  J  K  M  B
E  I  J  R  O  C  N  I  Z  S  L  Z  S  O  W
C  R  S  A  O  K  U  O  T  I  L  D  V  L  S
I  T  D  M  M  A  S  D  I  N  L  A  Y  D  R
S  F  J  L  R  A  D  H  E  T  A  A  D  I  I
E  I  D  X  H  O  S  C  E  U  P  L  E  E  B
S  R  E  L  B  A  F  F  A  L  Q  E  P  R  M
T  E  T  T  W  S  T  I  R  S  V  A  C  M  F
R  M  E  X  A  S  P  E  C  A  T  E  J  X  I
S  A  C  X  D  V  S  M  E  U  Z  E  S  R  E
F  N  T  M  A  J  E  R  A  H  R  T  D  Q  J
N  E  I  O  W  R  L  B  W  C  C  Z  Z  C
B  L  V  P  R  D  J  D  E  T  S  I  L  N  E
R  W  E  G  G  N  I  L  D  N  A  H  N  A  P
```

AFFABLER
AQUEDUCTS
BOOKSHELVES
BROADCASTED
CHEETAH
CRUCIFORMS
DETECTIVE
ELEVATE
ENLISTED
EXCEPTIONAL
FIREMAN
IMPLANTING
MEDALS
MOLDIER
PAJAMAS
PANHANDLING
PORTICOS
PRECISEST
REALIZE
SWAMPS

Assorted Words 105

```
B F H T O O T E Y E Y G N Q D
V O K G G W S D E K C I L U J
F U D Q N N L D D L Q X S I V
O R G V O I I M E I D M N L M
V S X E P B M O L Q R B T R
E C S C C O M B I N A T I O N
R O H H L N G C U M E H T G X
G R S E S S A R B R O Y X F D
E E C C D N K R V X D T B E K
N F U K W D N H A I X P N A C
E T F U K Q A W E E X L D A G
R Q F P V D J R M O L A L S P
O X E U M P A Y C H E C K S H
U Q D I S S I M U L A T I O N
S E I R A S R E V D A P J E L
```

ADVERSARIES
BRASSES
CHECKUP
CHEDDAR
CLEARANCE
COMBINATION
DISSIMULATION
DRUBBING
EXHALED
EYETOOTH
FOURSCORE
GIRDLE
LICKED
MONEYBAG
OVERGENEROUS
PANTOMIMING
PAYCHECKS
QUILT
SCUFFED
SLALOM

Assorted Words 106

```
Y C N A P P I L F M L O S P M
Q Z S S L I V N A T U V B O A
T B S D Y C A T W O R H T L L
L P J M E U H C S N U J Y Y F
S R U S S V D E R E H O C G O
S P M O B I A X M B T N B L R
N U B G O L T R R I N R R O M
T U O K O O C A P V S B U T A
Y T O N A R G U M E N T S C T
S E L D D E P M Y G D V S P I
E C N A I L L I R B I Z Y A O
R A V A G E S B U C L T X T N
W E N G I N I N G N I S S I D
I N A U G U R A T I O N K A C
Z Y L I R A T N U L O V N I C
```

ALCHEMISTS	CURTEST	MALFORMATION
ANVILS	DEPRAVED	PEDDLES
ARGUMENTS	DISSING	POLYGLOT
ASTIGMATISMS	ENGINING	RAVAGES
BLEAK	FLIPPANCY	THROW
BRILLIANCE	INAUGURATION	
COHERED	INVOLUNTARILY	
COOKOUT	JUMBO	

Assorted Words 107

```
I  N  S  P  I  R  E  D  S  E  U  Q  R  O  T
T  E  F  R  K  G  S  T  N  A  T  S  N  I  O
P  D  I  S  C  O  N  T  I  N  U  I  N  G  Z
E  H  X  K  S  T  S  I  G  O  L  O  I  B  E
R  A  L  H  T  B  S  Y  Y  T  R  E  M  S  E
S  Q  A  C  C  Z  L  E  F  E  R  R  X  P  Y
I  F  J  U  S  U  D  A  T  F  G  K  L  R  F
M  O  O  R  K  A  O  L  C  U  I  O  V  E  E
M  A  H  F  C  C  M  C  M  K  T  J  B  V  A
O  X  V  E  V  I  I  Y  P  U  O  S  P  A  T
N  X  G  W  S  I  C  S  E  A  S  U  A  I  H
S  T  A  S  K  M  I  Z  M  L  R  T  T  L  E
E  N  O  I  T  A  L  U  M  E  L  O  E  S  R
B  D  R  U  D  G  E  R  Y  F  F  A  D  R  D
T  R  A  C  K  E  D  E  S  V  A  D  G  Y  O
```

ASTUTEST	DOMICILED	MUSTER
BIOLOGISTS	DRUDGERY	PARODY
BLACKOUTS	EMULATION	PERSIMMON
BOGEYING	FEATHER	PREVAILS
CLOAKROOM	GALLEY	TORQUES
COUCH	INSPIRED	TRACKED
CURFEWS	INSTANTS	
DISCONTINUING	JIFFY	

Assorted Words 108

```
S E O D O D J A N G L E D A C
B E S M I R C H E D G N U L X
S U G E L B I T R E V N O C H
J R N N V F S T O H S T O H I
U S O I I I I G K V X B U C N
B C R T O R R E I T T E P S N
I O D E S N U R L M Y T K X U
L R U A T E S T A B M O C P E
A P G E C T V M L Y P I U A N
T I X L G U U N Q U Y T C C D
I O N F U L K M I K C S F K O
O N V G N I Y A R O F D O E S
N S S Q I T E R A T I O N R T
V U N F P H O R S E T A I L S
Q U C Z E M A N C I P A T E S
```

ARRIVES
BESMIRCHED
BUNIONS
COMBATS
CONVERTIBLE
CULTURING
DODOES
EMANCIPATE
FORAYING
GIMMICKS
GLUIER
HORSETAILS
HOTSHOTS
INNUENDOS
INVESTORS
ITERATION
JANGLED
JUBILATION
MUTTERS
PACKER
PETTIER
SCORPIONS

Assorted Words 109

```
U F O P O P U L A T I N G Y I
I M A N I A R E D R A W I N G
T N R S R R E S E M B L E S R
P S G A T O J E C B P E S P L
R E C R D I P M O S B V E U Y
O R Y D A I D V V L X I R D P
B I C W U I O I X L B A P D M
L A L D R G N I O S L T E I X
E L A C D R J E N U A H N N P
M G M W E M F N D G S A T G E
A D E D N U O T S A T N S X A
T W N B R D S S E N E S O L C
I G N I T S I X E E R P A B H
C S N O T S E C N E S B A W L
B I N O M I A L T E A S E R S
```

ABSENCES
ASTOUNDED
BINOMIAL
BLASTERS
CLOSENESS
CYCLAMEN
FASTIDIOUS
INGRAINED

LEVIATHANS
MANIA
PEACH
POPULATING
PORNO
PREEXISTING
PROBLEMATIC
PUDDING

RADIOING
REDRAWING
RESEMBLES
SERIAL
SERPENTS
SNOTS
TEASERS

Assorted Words 110

```
R P N O V E R T H R O W F M I
W D S R E W O P R E V O S O V
E S O N I C S B R E A C H E D
D I S S O N A N C E S R F B S
G G U G N I E E R G I L I F D
E E V O L U T I O N A R Y N I
D Z X S E U Q A P O W L P G G
M E R S S E N E L B M U H Z M
A U A T H R I V E L V Z V B O
G C J D E S S E S S O P S I D
N R A L L I P R E T A C S W E
O M C I B O E S O P E R S U M
L S V Z R K C S T O R M E D O
I A M G I T S K U D O S V Q Q
A H N K E T A T S N I E R T J
```

ATRIA	HEARING	REACHED
CATERPILLAR	HUMBLENESS	REINSTATE
COLLATION	KUDOS	REPOSE
DEADLOCK	MAGNOLIA	SONICS
DISPOSSESSED	MODEM	STIGMA
DISSONANCES	OPAQUES	STORMED
EVOLUTIONARY	OVERPOWERS	THRIVE
FILIGREEING	OVERTHROW	WEDGED

Assorted Words 111

```
I N S T R U M E N T A L S F Q
D E D A O G S E D I R T S L R
S X G E I E G L W N Q T E U O
B I N N V S L O D R P W Q T U
M R N D I I E B L K R S L T N
A I I K G N H N A D U M B E D
S N S W E L E E M I F B W R O
Q U I S P R E S E A T I L Y L
U M T C P K S L R B U A N V B
E E O I I E Y B B A C E S C W
R R R Z X F L V B M O M R N H
A A U R V K Z L W L E C X T I
D T S N O I T P I R C S E D D
E O K C H O P S T I C K S E J
S R V L O G I C I A N S V A H
```

AMNESIA
ASSEMBLE
BEEHIVE
CABBY
CHOPSTICKS
COARSENING
DESCRIPTIONS
DUMBED

FLUTTERY
GOADED
GOLDFINCH
INSATIABLE
INSTRUMENTALS
LOGICIANS
MASQUERADES
MISSPELL

NUMERATOR
ROUND
SINKERS
STRIDES
TORUS

Assorted Words 112

```
L D D T F Y L I R A T I L I M
T N E M Y O J N E P I D Q G P
E X C D M N G L L J B Y E P L
I P L L E A B N E G H C P H E
Z N M E A C V W I T N F Q O C
G Q T W T A C U M V S H U T T
R N R E L A Y A E Y O A I O R
E S I E R B R O I L E R P C U
C W P Y K N M C C S P K P O M
O Y T L F S A I I Y Z E I P P
N L K N B I I L R G T N N I A
V L G E I D R R I G W S G E B
E S A P P I E R B Z L Z I D X
N K E L B A E V O L E I K M Q
E L B A T A L A P H Z D P F P
```

ACCEDED
APPROVING
BRISKER
BROILER
CRATE
ENJOYMENT
HARKENS
HORRIFYING
INTERNALIZED
LOVEABLE
MILITARILY
MISTY
PALATABLE
PASTEL
PHOTOCOPIED
PILGRIM
PLECTRUM
QUIPPING
RECONVENE
SAPPIER

Assorted Words 113

```
S E I B U R D G R C Z D U P P
S G M G V K D E K C A N K V U
T R N Y B C R O T C H E S K T
S N O I T C I D D A G G Y H T
E U E T R M S I J M N Y W D E
O S Z M A B A N R M O E L U R
V D N E R M G P A E C I I P S
E O S E R A I N P T L U U L O
R S B E C U B N I E N E Q E A
A A O U U N S E A R T U U X I
C G C P A Q I A D J E I S R M
T E W G X D O U E L W P Z U C
S S T F S E O T A M O T P E G
B A M N E V I T A G E N N M I R
R E S P E C T I V E L Y E M K
```

- ADDICTION
- ALIENATED
- AMMETER
- ANIMATORS
- APPETIZER
- BRING
- CROTCHES
- CRUELER
- DEBARMENT
- DOSAGES
- DUPLEX
- EXPOSE
- INCENSE
- KIPPERING
- KNACKED
- MEASURE
- NEGATIVE
- OVERACTS
- PUTTERS
- RESPECTIVELY
- RUBIES
- SUNTANS
- TOMATOES
- TOQUES

Assorted Words 114

```
Y R D Y L E S I C E R P M I C
D W H E I Q P S S W O L L E Y
E E O G C D E T T E L F A E L
V D M G N R F Z Q A D W X W F
I K E E E I O S V T G U Y V T
A G B I H S T V C Y G U X X S
T R O A S P E T I I T D O E U
I E D M H L S S O D T U G N R
N E Y N S J E A I L U I E H R
G N I T F I G E L H L K L S E
N H G S I E M E R B C A I O Y
V O S S E N G U M S N N D N P
V R E E T E P P U P W Z A L G
D N E L B U L O S N X E I R Q
G S B I P L E A S U R I N G F
```

ALLOTTING
BLASPHEMED
DEVIATING
DIVORCED
DUKING
EXUDES
FRANCHISES
GELID

GIFTING
GREENHORNS
HOMEBODY
IMPRECISELY
LEAFLETTED
NEWSREELS
NOUGATS
PLEASURING

POLITICS
PUPPETEER
SMUGNESS
SOLUBLE
SURREY
YELLOW

Assorted Words 115

```
N C Q R E K A E R B W A L L K
I S A F O S N Y L L A G U R F
R S S C S E S E R E I D J V Q
R V I O X R O T C E L L O C K
I W G I P S C I M E T S Y S V
T S N N H C R A W F I S H E S
A D S C I E U G P O T F U L S
T S E I E L V X Q J E C H L Q
E Y R D A N C H O R A G E S B
D E E E I L A Y R A C M L P V
C S S S G L U L C H F O I R P
D E R A R N A F P I S A X I A
Q S K Y J A A V N I B N E T Y
F F I R A T P M N A B Y S E X
R E S T R I C T S I M B O S J
```

ANCHORAGES
BICYCLING
BIPLANE
BLUSTERY
COINCIDES
COLLECTOR
CRAWFISHES
DIERESES

FRUGALLY
HELIXES
INVALIDED
IRRITATED
LAWBREAKER
MANFUL
MANGERS
PARSE

POTFULS
RARED
RESTRICTS
SIGNS
SOFAS
SPRITES
SYSTEMICS
TARIFF

121

Assorted Words 116

```
F P N Y L T N E L L E C X E L
O A D O R N E D L O G F V U L
L C D I T R I K S M H A I W M
I E D E S N O I T C O C N O C
Q S I A C P E S P I L B T A O
U E S S S E O M N S N X A N S
E T A F T F L R E E W E G Q U
F T P B O N N E T S G A E R R
A E P Q W O A H R I A I M H V
C R E T Q A S K G A N B T P I
T S A W W Z V I D R T G G N V
I B R I D G E H E A D I S G A
O S E H C T E K S R C O O J L
N Q D K G N I T S I S E R N U
U I O N O S P H E R E S W T P
```

ANTIGENS
BASEMENT
BLIPS
BONNETS
BRIDGEHEAD
CONCOCTIONS
DECELERATION
DISAPPEARED

DISPORTING
EXCELLENTLY
GOLDENROD
IONOSPHERES
LIQUEFACTION
OSIERS
PACESETTERS
RESISTING

SKETCHES
SKIRT
SURVIVAL
SWAMP
VINTAGE

Assorted Words 117

```
W C P X I S H A L L O T J I R
K G D L A H X Y Q I P D E M B
N F N D A C S Y M F H K J O E
L I M I E S C F S E O Y G N B
S A Y C N S T E H R I M B K P
T C N D O O A E D S M G I E I
W E U O R I E R E M L M Y N
O A Q F S L R N P S O I M S P
D G X D F A I U I P L F I H O
B E C I T N E R P P A E G I I
K R G V E Y B S I T T L R N N
V L B N X R V D N O E E A E T
E Y G L A D V G P O U S N S I
E Y R O L G N I A V N S T V N
D E V E I H C A R E V O S J G
```

ACCEDE
APPEASED
APPRENTICE
CORRUPTEST
DELIRIOUS
EAGERLY
GANGED
IMMIGRANTS
IMMOLATE
LIFELESS
LIFERS
MONKEYSHINES
NONSEASONAL
OVERACHIEVED
PINIONING
PINPOINTING
PLASTERS
SCUFF
SHALLOT
VAINGLORY
WAXIER

Assorted Words 118

```
Y P N H B F A Y E T D B O O T
R P T S I R A J E R S L I C W
N U A O Y U A B J V I O X K O
R O B O C A S K O I O T A Y S
E A I B S S J C E R H C A F P
A L M T I N A N O M T H Q S R
D E M V A S E Y I U E I U X E
A V O I R R H T G P R N N V Y
B I R B Q S O E A J O G N G S
I T T V T C R T S T D P E L U
L A A G S O N E C K I N G D F
I T L P O F Y F G E C P I M O
T E I N K W E L L A P G L G T
Y D T D E T A D N U P X S A W
C E Y C Q U A F F I N G E V P
```

ABORTING
ASCOT
BLOTCHING
BRAKEMEN
COVEY
EXPECTORATION
IMMORTALITY
INKWELL
LEVITATED
NECKING
OSPREYS
PAGERS
PALPITATE
POPINJAYS
QUAFFING
READABILITY
RUBBISHES
SATIRE
SCOURGED
SOAPY
UNDATED

Assorted Words 119

```
S  R  J  Z  U  M  H  Q  S  I  O  S  N  M  O
E  P  G  R  O  M  O  E  J  E  U  P  W  G  V
G  R  M  Y  G  M  B  D  U  Y  R  W  M  C  E
B  N  I  A  Z  Z  B  S  E  I  K  I  W  O  R
H  O  I  M  C  S  L  I  F  S  T  S  M  P  A
O  D  D  N  D  S  E  S  E  B  T  A  Z  I  C
R  U  H  I  I  A  D  S  F  S  A  L  U  N  H
V  S  T  P  A  L  S  R  R  G  B  B  Y  F  I
E  N  E  S  B  M  C  T  A  O  B  X  M  E  E
R  O  N  H  P  Y  E  N  R  Y  H  R  K  A  V
A  N  V  M  S  R  S  S  I  O  E  X  V  T  E
N  C  J  Q  Z  A  E  W  U  F  N  V  A  H  R
D  O  N  A  T  E  D  A  O  O  I  O  A  E  S
A  M  T  U  Q  H  H  S  D  L  H  G  M  R  X
H  S  C  D  E  M  S  A  P  S  B  C  D  Y  G
```

ADMIRE
ASTRONOMY
BLOWSY
DASHES
DONATED
GRAVEYARDS
HOBBLED
HORSES

HOUSEMAID
INCLINING
MIRES
MODESTLY
NONCOMS
OUTSPREADS
OVERACHIEVERS
PINFEATHER

SCAMPS
SPASMED
VERANDAH
ZOMBIES

Assorted Words 120

```
G Y Y Q I N Q D N K E M F L S
S O R D E P O L E V E D K C V
F R U E E E M B A L M I N G O
X C E G D F Y W L B L H E P E
N Y I T I U R V W S I O I X B
R D F B F N R A A G H X T D E
U E Z X F I G P Y R N I Y X I
D F V N D V R D S S O I D X E
D D X H F I N D S T T O W B I
E F L A S H I E S T O A M A Z
R M I R T H L E S S R P O E S
S M O O R H C N U L E V E L D
N R N F F P O L I S H E R O F
R A T T R A P R E P U S O H P
G R E S P E C T F U L L Y R K
```

- ALWAYS
- DEFRAYS
- DEVELOPED
- DRIFTERS
- EMBALMING
- EXTOLLED
- FINDS
- FLASHIEST
- FLOATS
- GOUGING
- LEVEL
- LUNCHROOMS
- MIRTHLESS
- POLISHER
- PRUDERY
- RATTRAP
- RESPECTFULLY
- ROOMED
- RUDDERS
- SAWING
- SUPER

Assorted Words 121

```
V D R L D E T S I S R E P M X
P V J W E K M A N E U V E R V
R L D A K S N O S B H W E A F
O E J E C F S H P R O N T O I
T L M G L K I O I C M U C V Y
E S A U N I E D R Z S Y F C K
A W E B H I A T E R U Z I E S
N O N T V X L N S T N A T U M
S W E H C S E B B Y C Y Z A S
P U D D I N G S M O H E T L H
I Z O U G N I K C E H C F H C
Y Y F I R R E T T H S J N N G
K E M O T I O N S N G S E U I
W K S L L E W K N I B Z I D P
E M D G N I K C O L D A P D R
```

CHECKING
DISSEMBLING
DISTINCTEST
EMOTIONS
ESCHEW
EXHUME
HOBNAILED
INFECTED
INKWELLS
INSPIRES
JACKETS
LESSOR
MANEUVER
MUTANTS
PADLOCKING
PERSISTED
PRONTO
PROTEANS
PUDDINGS
PUNCHY
SEIZURE
TERRIFY

Assorted Words 122

```
E Q P Y S E T U L O S S I D C
X I N R E C N A R E V I L E D
H S E R U S A R E I N A K J I
A S X W F R A U G H T I N G T
L H S M O O T H E D W A R A N
A A G N I R E M O H B K N V U
T L R E P U L S E S H A C K J
I B R O N C H I T I S R U U E
O E Z Q U I C B A N N E D Q B
N R D N O I T A T N A C E R S
S D H S D E T A L U V O I J E
J X H K Q Q A L L I R R E U G
G I N D E T E R M I N A C Y W
L X I N V E S T I G A T I N G
O S E T A N E G O R D Y H T I
```

BANNED
BRONCHITIS
BUCKWHEAT
DELIVERANCE
DISSOLUTES
ERASURES
EXHALATIONS
FRAUGHTING
GENITALIA
GUERRILLA
HALBERD
HOMERING
HYDROGENATES
INDETERMINACY
INVESTIGATING
OVULATED
RECANTATION
REPULSES
SMOOTHED
SQUAB

Assorted Words 123

```
R M S R E H P O S O L I H P V
U L G N I W A J N D S P W X Z
R U G N A B E H S D W E M X R
E Z T T I H R D C J E L S S R
S R O O Y T W R E T S I N A C
T U T E R R A G O A F M L F O
A S D G E Y D D A P N P A L P
U T E R C G B R I O O I V R A
R I L I O I N E A L N N G E X
A E W F N T N I D Z O G M A E
T R O L O W U O B T I S G R V
E Y R E M I A T R B I W N H X
U P M M I G I R J I U M P O G
R P E A E O H I B O L L E D C
P M D N S U R G I N G Z C S P
```

ALLIED	GARRET	RIFLEMAN
BEDTIMES	IRONIC	RUSTIER
BOLLED	JAWING	SHEBANG
BRAWNIEST	LIMPING	SURGING
CANISTER	OASES	TUTOR
CLUBBING	PADDY	VAGINA
CONSOLIDATING	PHILOSOPHERS	WIZARDRY
ECONOMIES	RESTAURATEUR	WORMED

Assorted Words 124

```
X  M  D  I  A  L  E  C  T  A  L  P  H  R  O
I  R  E  B  H  G  K  S  J  P  O  S  S  U  M
N  M  M  R  S  D  A  O  L  E  E  R  F  D  R
C  P  A  C  I  E  I  F  S  A  I  N  A  M  S
L  O  G  Y  O  A  D  H  F  F  I  G  J  G  N
I  P  N  Y  T  N  N  U  G  E  O  W  Z  N  I
N  P  E  N  R  I  J  O  D  I  D  U  E  F  P
A  A  T  E  G  P  L  U  I  M  M  S  L  Y  E
T  S  I  J  Y  A  F  I  G  L  G  M  V  L  S
I  G  Z  I  G  N  I  K  C  A  L  B  U  H  Y
O  X  E  R  O  U  S  E  S  O  T  I  O  R  N
N  D  D  C  T  S  E  M  A  T  D  I  B  O  E
S  T  N  E  M  L  I  A  T  R  U  C  O  W  K
F  O  G  G  I  E  R  H  E  A  R  S  I  N  G
Y  F  O  S  S  I  L  I  Z  A  T  I  O  N  S
```

BILLIONAIRE	FOGGIER	MANIAS
BLACKING	FOSSILIZATION	POPPAS
CONJUGATIONS	FOULLY	POSSUM
CURTAILMENTS	FREELOADS	ROUSES
DEMAGNETIZED	GAFFED	SNIPES
DIALECTAL	HEARSING	TAMEST
DOCILITY	IMMURE	
DUDES	INCLINATIONS	

Assorted Words 125

```
Z O D I A C A L D E D E E P S
D E T E R I O R A T I O N S C
P L E R O G E N O U S U A G R
D O X V I T A C C A T S O U M
B W S V O X O Z D O G G I E R
F L D W M O R O N I C H B R D
H A L T I N G S S E L T T I T
P N V E C S D B M R O F I N U
S D V V N O H Z R N F S M O C
S R P W A A M P L I F I E D N
O Q U O G D L P C E N T A U R
F K D O A Z R P L T W G A W P
O Y Y D P V S N A E R A S E C
A W O S H S N R O B T S R I F
W A V E S E T A C U D E Z F G
```

AMPLIFIED   EDUCATES   RATIONS
BRINGS   EROGENOUS   SPEEDED
CENTAUR   FIRSTBORNS   STACCATI
CESAREANS   HALTINGS   SWISH
COMPLETE   LOWLAND   TITTLES
CONCOCTION   MORONIC   UNIFORM
DETERIORATION   PLANE   WAVES
DOGGIER   POURS   WOODS

Assorted Words 126

```
X C W S J F S H O R T E S T D
T O Q A E N O R M O U S L Y Y
G N I R I L E R E K C A M J L
B F E E J S B B G S F P X R P
H I X M R Q B U L I M I A E E
X D W B T X E S S Y V T F S R
I E M Z L N H Y D A O E C T S
X N F T S G I B L O H P S L O
H C B H U H N O W T Z C T E N
V E R Q O Y D D P S A A B S A
S S A E C N S Y X P K L D S L
O G A R T S E L B B A B F L I
N G N I T O N Y E K X G J Y Z
C I I I K E L D E V I V E R E
E W S I K X D D I D U N W E D
```

APPOINTMENT
BABBLES
BEHINDS
BULIMIA
BUSYBODY
CHASUBLES
CONFIDENCES
ENORMOUSLY

FLATLY
FORGIVES
HEARTED
HONEYED
IRING
KEYNOTING
KINGS
MACKEREL

PERSONALIZED
RESTLESSLY
RETOLD
REVIVED
SHORTEST
UNWED

Assorted Words 127

```
M D E L P M I S E L T T U C S
A P E D H S E G H O S T L Y Y
M A S A F Q E O R P S T D N V
P B C F D I V I L E A R N T U
R R R F D P D E D H I R N C Z
I I O I X E A D T O P K G X H
O B F E Q O K N L I R N L M T
R B U S I N E S S E S A F I L
I R L T G Y W I V S O P J M
T M A O H L G D E R A T P P M
I X R S E G N A R E D H J P W
Z W T R E A D S B B L V M E A
E X H R G N I D A N O N N A C
D V H P R E C I P I T A T E S
B M O L L Y C O D D L I N G F
```

APPOSITE
BAGGIE
BUSINESSES
CANNONADING
DAFFIEST
DEADPAN
DERANGES
FIDDLES
GHOSTLY
GRAPHS
LEARNT
MILKIER
MOLLYCODDLING
PARODIES
PHLOEM
PRECIPITATES
PRIORITIZED
RISKED
SCROFULA
SCUTTLES
SIMPLE
TARED
TREADS

Assorted Words 128

```
C I C J O P E B B L E D G V N
H K A O I X T C E F N I Z J Z
I R T C N Q S E S W O L L A G
L Y B S C F D G H D E T S A W
D O A L I U E Z I T A M A R D
B S C A X R M C H G I J R T T
I O K M G E U U T S G P W W V
R U D B Y A L T L I E I E Y F
T V R A V D W T C A O S N N H
H E O S B O L S T N T N S G W
T N P T F U W C E I U I E U Z
W I R S F T E F D M P P V R F
Y R E G I S T R A R J S U E M
O I M M Y R I A D Z U E L C K
S Y L L A C I T O I R T A P A
```

ACCUMULATIVE
ACUPUNCTURIST
BACKDROP
CHILDBIRTH
CONFECTIONER
DRAMATIZE
EPITHET
FUSSES
GALLOWSES
GIGGING
INFECT
LAMBASTS
MYRIAD
PATRIOTICALLY
PEBBLED
READOUTS
REGISTRAR
SLOBS
SOUVENIR
SPITTLE
WASTED

Assorted Words 129

```
E V E G S J Y T I C I L B U P
M E D H N U O S U O N E V A R
P R Z E M I O U R S W O P S N
L S G D T C T R L A M N O T E
O I E D A D S O E E R R A R
Y F B G E V C E I D S H E T V
M Y P G N L A I S L O J S U E
E F U U L I I L T P K L T R L
N R C M A A K M U S M C A E E
T U K M R D M N I A E I A M S
S C E Y G N H O I N T M L L S
E T R Z E E Q K R F A I O G B
Z O E X R E T R O F I T O D R
E S D F G K S N O L A S E N Y
U E P A R A T R O O P S D D S
```

- BLACKLISTING
- DEVALUATIONS
- DOMESTICATED
- ELIMINATED
- EMPLOYMENTS
- ENLARGER
- FINKING
- FRUCTOSE
- GLAMOR
- GLIMPSED
- GUMMY
- JOULES
- MALODOROUS
- NERVELESS
- PARATROOPS
- PUBLICITY
- PUCKERED
- RAVENOUS
- RETROFIT
- SALONS
- SHEAR
- STATURE
- SWOPS
- VERSIFY

Assorted Words 130

```
S R T S S E S G N I R I T E R
B T I F E R P R O P A G A T E
M I E N C Z O S E I T I N U W
I J A R G F I T S R K D L L C
S K Z E A S W R A V E F H P Y
C O T T O N W O O D S B T A W
R S G F I G I Z D P E N B L C
E W V Y T I N M G N A R R A W
A S F F O T F I L A E V P V J
N B R N B O G O L I J Y P E V
T L U F E T E F O L C X G R C
S O P R B F Q Z K E E N L S X
S T F W G N I Z I T U P E D E
V C O N C E A L P A X S X T T
C H S G N A R P S E M C B E S
```

BLOTCH
BURGER
CONCEAL
COTTONWOODS
DEPUTIZING
ENDOW
EXPELLING
JABBERERS

LIFTOFFS
MAIZE
MINARETS
MISCREANTS
PALAVERS
PREDATORS
PROPAGATE
RETIRING

RINGS
SPRANGS
STENCIL
UNITIES
VAPORIZES

Assorted Words 131

```
M N W A X E Y L N S D F X C P
I J K S S M I L C H S H M O E
Z F Y R P C I S E Y I A X L A
E T A R O I I T L S K G K L H
D N D V A W T T G L R G X E E
E R C E R I E F A N Y E E C N
G I Y U L L C G A M I D V T Y
E M M W M L I I D L A T I I F
N K T E A B E B D I L R T V D
E R Y Z A L E R E U R P D I Q
R P I W Q L L R A R J B K S S
A C Q U I R E S I P A D T T M
T E L G Q H Z D S N P L I S C
E Q U I C K E N S Q G A L I B
D U E P S E T A R E P O G Y W
```

ACQUIRES
APPARELLED
BRIDGEWORK
COLLECTIVISTS
DEGENERATED
DIVERSELY
DRAMATICS
DRYWALL
ENCUMBERING
HAGGED
IDYLLS
JUDICIARY
LIBERALLY
MEALED
MILCH
OPERATES
PEAHEN
PITFALL
QUICKENS
SITTING

Assorted Words 132

```
Y K S E I T I N A M U H N I C
B D E R T A H G A N G A S A L
N E M O W S S E N I S U B Z E
T R I U M P H S N I W P D L R
N P S Y T N X G I I N W R Z E
P D L S P I R D N G B W O X S
A S A Y T W W X Y I N M O X T
T E N E T R A D E R K A O G O
R V D B H G O R F L L U B C R
O E E G C E F V D W U Z P L I
N R R X U B G D A E R T E R E
A E S U P I N D O C O E M Z S
G L C V N T S E I L T S I R B
E Y E X T E M P O R I Z E S K
R A R E N E S S X J B P N P B
```

ASSIGNABLE
BRIDGEHEAD
BRISTLIEST
BULLFROG
BUSINESSWOMEN
CAVORTS
CLERESTORIES
COMBINE

DRIPS
EXTEMPORIZES
GOWNING
HATRED
INHUMANITIES
ISLANDERS
LASAGNA
PATRONAGE

PUKING
RARENESS
RETREAD
SEVERELY
TRADER
TRIUMPH

Assorted Words 133

```
S W X S D N U O R G R I A F F
I H N F A H S E N S I B L E S
Z Q T O R R E V I T I S O P U
H F D O I E X S R E K R O W N
M Y E W R T E N I K I N A M S
A C P K T T A S T N F S C T
D I F F E R E N T I A L S Z A
R E T R O F M O C B K N W Q T
N M D D G O C C U P A N T O E
A K A A R E V E N U E B R L D
V L N D C U E T T E L I O T Y
H I G D P S E T U M R E P A R
S Y L Y L B A V O M M I V F W
E U E V I T A C I N U M M O C
I N T E R L O P E R S T S D J
```

- CASCADED
- COMFORTER
- COMMUNICATIVE
- DADDY
- DANGLE
- DIFFERENTIALS
- FAIRGROUNDS
- FREEST
- HESITANTLY
- IMMOVABLY
- INTERLOPERS
- MANIKIN
- NATION
- OCCUPANT
- PERMUTES
- POSITIVER
- REVENUE
- SENSIBLES
- TOILETTE
- TROTHS
- UNSTATED
- WORKERS

Assorted Words 134

```
T K I B Z R U P U N S T E R S
K U S V P D E F E C A T I O N
T E O E Q U K R E A S S E S S
D F Y D T J L F A I T H F U L
D E A W A A D E L E G D U C M
M E S M O E R C T M L O F P O
U G T I P R R T C E S C H B D
T P N A H E D E S P I T E R E
U L X I E C D G I I K D V E L
A U N Q F R N C J S N C N E E
L C J C O O C A G D S I V Z D
L K D X A L O O R J Q O M E S
Y Y M I X X L G R F C R L D G
C G K C A B A J H P N U S G A
L A C I G R U L L A T E M B I
```

ABACK	ENFRANCHISED	PLUCKY
ADMINISTRATES	FAITHFUL	PROCREATED
AMPED	GLOSSIER	PUNSTERS
BREEZED	GOOFING	READOUT
CLEARER	KEYWORD	REASSESS
CUDGELED	METALLURGICAL	
DEFECATION	MODELED	
DESPITE	MUTUALLY	

Assorted Words 135

```
D I N T E G R I T Y D K Z J D
A E S L G V I R T U A L L Y T
G S T N O N S S E L E R O C S
R P P A Y C I Y L T P M O R P
U I D K C D O L U D S I E S C
M E R E S H R T T W O U D T E
B D X X S D M A O T A Y J M P
L B O C D R N E E R I U U D H
E V V I J C E O N B P L H H A
S P M I R H S V M T Y F E X L
C S N O R T E D N A S A B B I
U D N C O Y G O L O I D R A C
N V Y P U T T S R P C D V G U
Y L S U O E N E G O M O H R I
L S Q X S T N E M E N I F E R
```

ADJUSTER
BELITTLING
CARDIOLOGY
CEPHALIC
CONVERSED
DETACHMENTS
DIAMONDS
ESPIED
GRAYBEARD
GRUMBLES
HOMOGENEOUSLY
INTEGRITY
PROMPTLY
PROTOCOL
PUTTS
REFINEMENTS
SCORELESS
SHRIMPS
SNORTED
VIRTUALLY

Assorted Words 136

```
G Y Y T Z P S G N I R A P H X
C T Z L S V S E U Q I L B O P
H A N O L E S U O R R A C L Z
O W L K F A G N S O C I A L V
R N E L T E C I W R E S T E D
E T O N A A T I D K Q E Q R A
O R V I O B O A T I N G G I S
G A E R T T L G G E S L I N C
R I N S Z A S E A I L O B G E
A P Y U F Z T L N Z T H R O N
P S D S B G O C I Q P S T T D
H E O D O W N B E A T A A A A
S D R O W S S A P L H W C C P
M I O E S T I M A T E S S H N
G L U L N A S E C O I D Q V O
```

ASCEND
ATHLETICALLY
BOATING
CALLABLE
CARROUSEL
CASTIGATE
CHOREOGRAPH
DELECTATION

DIGEST
DIOCESAN
DOWNBEAT
ESTIMATES
GAZPACHO
HAILSTONE
HOLLERING
OBLIQUES

PARINGS
PASSWORDS
SOCIAL
SORTA
TRAIPSED
WRESTED

Assorted Words 137

```
A D W L S S E N E L B M U H T
C I Y L L A C I T A M G I N E
T Z Q N I N F O R M E R P M S
Q Z D E K O O C R E V O F A I
T I C C I B O H P O M O H N N
D N D E R E T S U M H V S I F
M E Q O O I G A D A C E U F I
U S N J W U V N R S K D T O L
L S B I P L H O I C G D X L T
A K N E A D E D R T H M H D R
T K K Z S W O T Q Y R W X E A
T U S S L E S U T E F O A D T
O N I O L F A X L G M P G Y E
E F H M C O N D O L E N C E S
S V N O T I O N S C B Z J G N
```

ADAGIO
ARCHWAYS
CONDOLENCES
COXSWAINED
DIZZINESS
ENIGMATICALLY
FETUS
GROOVED
HOMOPHOBIC
HUMBLENESS
INFILTRATES
INFORMER
KNEADED
MANIFOLDED
MULATTOES
MUSTERED
NITROGEN
NOTIONS
OVERCOOKED
OWLET
TUSSLE

Assorted Words 138

```
D C S O D S T S I C I R Y L M
E I E C D E E P E R S O N S E
A T S D O N R G G L L F R P R
L N A I E M C U Y V A E E H R
R O T M N C P E T E C C F X Y
P V W I P F C A U L D R O N M
J C M N S L E A T Q U T R L A
I I I U E E E C W I J C M E K
T R R H C S P H T P B D S X E
O Q X O D U S T E D W L T P R
D U P L I C A T I O N G Y L Z
S R E K A E R B E C I V X A I
C H U R C H G O E R S K S I P
S U O I G I L E R R I W S N U
Q Y L L A T N E D I C C A S L
```

ACCEDE
ACCIDENTALLY
ANTISEPTICS
CAULDRON
CHURCHGOERS
COMPATIBLY
CULTURED
DISINFECT
DUPLICATION
DUSTED
EXPLAINS
HELPMATE
ICEBREAKERS
IRRELIGIOUS
LOCALES
LOWNESS
LYRICISTS
MERRYMAKER
PERSONS
REFORMS

Assorted Words 139

```
D S B D E V I E C N O C S I M
R N E L E G T R A N S I E N T
A W E L U T N D E K R O C N U
S N H H B N E I F S H R I K E
T M O S A B T K Y L R E Q G F
O I P I T R O N C V I X L P C
N C E U T N T W E O E P M P K
Y R F G Z A A B G S R L P Q F
D O U R R D N V U N S O J E Y
M S L O I U C I A S I I K J R
A E T A Y R B M D S H T I A F
L C W R C Z X B O R U E F L T
L O K I D E W O E M O R B I V
O N F N N D B Y A D E O R U L
W D M G T G R E R A E L C N U
```

BLUNTNESS
COORDINATION
EXPLOITER
FAITHS
FLIPPER
GRUBBED
HOPEFUL
LEVYING
LIFTING
MALLOW
MEOWED
MICROSECOND
MISCONCEIVED
ROARING
ROCKETED
SAVANTS
SHRIKE
STONY
SUBTRAHEND
TRANSIENT
UNCLEARER
UNCORKED
WOBBLES

Puzzle #140
Assorted Words 140

```
M N A N S E D I O B M O H R R
Q P N E G O T I A T O R S U G
A R I U Y O E M G Q C Z K Z O
Y E S M D H L A V R E T N I V
Y D M Q P G R E P U L S E D E
M A G A A O E Y V A E H C D R
A T H Q D P R D G U B D L S D
C E E V P I A T A I R T A C R
K S R I S J S L U G A V N O E
E H M E S C D Q W N T W N R S
R A I Z G T I E U E E F I C S
E K T A H R O N P I D S S H I
L Y S Q O K O O O P E M H I N
T R I K I N G U F H O T T N G
L S E K I R H S P V P F S G H
```

ATRIA
CELEBRATED
CLANNISH
DEWLAP
DISQUIETS
FOOTSIE
FOPPED
HEAVY
HERMITS
IMPORTUNES
INTERVAL
MACKEREL
NEGOTIATORS
NUDGED
OVERDRESSING
PHONICS
PREDATES
REGROUP
REPULSED
RHOMBOIDES
SCORCHING
SHAKY
SHRIKES
TRIKING

Assorted Words 141

```
T  T  D  I  S  O  B  E  Y  E  D  R  B  Q  V
J  S  E  E  W  C  S  P  R  I  N  G  S  L  S
E  S  R  X  R  E  I  N  T  U  I  T  I  N  G
P  Z  R  E  P  E  N  F  H  G  A  I  H  C  L
H  K  I  E  L  U  T  I  I  S  E  I  V  E  L
O  M  N  L  K  I  R  N  S  T  U  R  M  S  E
N  I  G  O  A  N  A  S  E  D  A  V  E  U  H
O  N  E  Q  S  G  I  M  E  P  S  E  F  R  M
G  I  R  H  O  E  E  R  K  R  R  A  B  N  N
R  V  Y  O  R  R  S  L  D  C  W  A  C  A  Y
A  A  M  T  Q  I  T  R  E  E  A  P  C  M  M
P  N  J  O  P  N  R  E  E  R  O  L  P  E  D
H  S  K  O  O  R  J  D  I  M  I  J  B  S  D
S  F  D  E  L  O  H  T  O  P  M  J  X  L  S
X  O  C  O  N  C  I  L  I  A  T  I  O  N  Q
```

BEATIFIC
BLACKMAILERS
CARPENTERED
CONCILIATION
DEPLORE
DERRINGER
DISOBEYED
DRINKERS
EVADES
IMMERSES
INTUITING
LEGALIZE
LEVIES
MINIVANS
PHONOGRAPHS
POTHOLED
PURSER
ROOKS
SINEW
SPRINGS
SURNAMES

Assorted Words 142

```
O Z Q H Z A G R E I F I R U P
T K V A O D G N I P M U J G S
I O Z R C S E T I F D F F L P
M C U G N B P K S R D R V Q E
P H H R B R U I C E O O A J L
O O F E I A J D T A I O L L L
R Q S B E S T B E A H D P Y E
T N Y B I S T T S T L G D S R
E H E I W Y I S E E A I T U S
R Y Q N C D E N P M V E Z D M
J G T G D L A J G J P L H E E
G N I R E B O S D U S T E D S
P L A S T E R E R S K D I N C
G N I S O H Z I T H E R S N P
H T K F G N I D A S U R C Y G
```

ATTEMPTING
BRASSY
CHEESING
CRUSADING
DUSTED
EBBING
ELVES
HACKED
HEATED
HOSING
HOSPITALIZES
IMPORTER
JUMPING
MUDDIEST
PLASTERERS
PURIFIER
SOBERING
SPELLERS
SPOORING
TOURISTS
ZITHERS

Assorted Words 143

```
W X S L A M I X A M Q V R H E
L S V C S K R A L W O D A E M
S O E Z A G E E T N E S B A B
S G D C N I N S T N E C Q H R
Z G N G E A S I N R I F I A O
S G N I E I M E R X S O X N W
J L N I R R P S N E G K P I B
N G A I D T S R E M T H S P E
E M N M L L S M E N A S P B A
U Q E I I D E T A T I G O C T
T Q N T L N R G R B N L R F I
E T P N H I A U H A K E C L N
R E I D A E T S C P E I C J G
S L E R U T A E F Y H H V L Q
O L V D E M A G O G U E R Y M
```

- ABSENTEE
- AMNESIACS
- ANIMALS
- APPOINT
- BROWBEATING
- CENTERPIECES
- CENTS
- COGITATED
- CURDLING
- DEMAGOGUERY
- FEATURE
- FOSTERING
- GELDINGS
- HEARTSTRINGS
- LINESMAN
- LODGERS
- MAXIMALS
- MEADOWLARKS
- NEUTERS
- STEADIER
- TILING

Assorted Words 144

```
D E R E T T U L F S B X Q O J
H L L B R E F U S A L S X R Y
X X W A S X D E G G A L F G P
S S N L C P T S W U C G P A E
Q O V D A I A W O F K B C N R
U E E L I T T R V X B L O I F
A D S Y S T H E S O E S M Z E
R E P E D R C E H E R A B E C
R E E I C I E H D T R N A D T
E J C C C I P T E X I C T F I
L A I A R C L M U S E T I D O
S Y A P Z N O P I P S U N L N
O I L J N F M L M L M M G A I
M N L E H I M N O O E O Y M S
E G Y N O X I O U S C R C Z M
```

ANTITHETICAL
BALDLY
BLACKBERRIES
COMBATING
COMPLICES
COMPUTERS
DEEJAYING
DITCHES
ESPECIALLY
FLAGGED
FLUTTERED
LATHED
LIMPID
NOXIOUS
ORGANIZED
PERFECTIONISM
PICCOLOS
QUARRELSOME
REFUSALS
SANCTUM
SPARSER

Assorted Words 145

```
S U O I N O M E R E C K T Z D
D E M I S P R O N O U N C E I
B E H G A Q O X I C I N E S S
O L Z S N Z D I S A B L E S S
Z F U I O I D S S T Q C Q H A
P S P E L J P E E Z S E Y S T
I M E A P A G M S L P R H I I
L Q Y T C R I N I I G B U S S
E I L A A R I R I R C N P B F
S N F J R I E N O S C R A F I
H Y Z Y T D R A T M O X O P E
U I Z P Q P A U G E E P G X S
N E A R S T Y R X E D M E R E
W N I K I N N A M U C R H R V
P R E C O C I O U S L Y F Y E
```

ACREAGE
BLUEPRINTED
BURSTS
CEREMONIOUS
CRIMPING
DISABLES
DISSATISFIES
EXORCISED

ICINESS
JOSHES
LUXURIATES
MANNIKIN
MEMORIALIZED
MISPRONOUNCE
NEARS
PILES

PRECOCIOUSLY
REPOSING
SPANGLES
YARDARMS

Assorted Words 146

```
S Y S S E N L U F R A E F I P
Y S L A W E N E R J X D U D D
F X K L Q O U T R A G E O U S
B C G M A R Z I P A N F U S X
Q A T R O C I O U S N E S S E
H L L N C Z I D E H S A G P S
X L D L E M S T K I S T S A E
T O O B U O E E T S I R R M
E U O H K O R C T M K N G C I
U S R I I U N O K A S G C E T
Z N W U J K C I N E B O T L T
D E A D E N E D S S R U C L I
Z S Y E Y R G R U T Q Y C I N
R S S H T R O W S N S N O N G
E M I S T R E A T M E N T G I
```

ATROCIOUSNESS
BALLOONISTS
CALLOUSNESS
COSMETICALLY
DEADENED
DEFEATING
DOORWAYS
EMITTING
FEARFULNESS
GASHED
HIKERS
INCUBATES
MARZIPAN
MISTREATMENT
MOCKERY
NEURONS
OUTRAGEOUS
PARCELLING
RENEWALS
WORTH

Assorted Words 147

```
B I S E C T O R C T L H F S T
N K Q E N N O B L E D P M A R
Y R G N I O I D A R N O A S A
C S E N Z A N G L E N T G P G
H R E H I C Y U C C A S U A E
I S U D P K O O B K N A B R D
N V L M A A C N S K Q H D E Y
S D S A B N R O V E Z P A U B
P E E R T L N G L E U A I B P
E D B R E C I O O D R V G V A
C A K T I D A E L T A T E L P
T D B D E T R R S O P E E R I
O X N B L E E U F T C Y D R L
R M Q C I A R R M W F D R Z L
S T N A T S E G N O C E D C A
```

ANGLE
BANKBOOK
BISECTOR
CENTURY
COLONNADES
CONVERTER
CRUMBLIEST
CRYPTOGRAPHER
DEADLOCKING
DECONGESTANTS
ENNOBLED
FRACTALS
GREET
INSPECTORS
MURDERS
PAPILLA
RADIOING
RETIRED
REVUES
SPARE
TRAGEDY
YUCCAS

Puzzle #148
Assorted Words 148

```
N A S M B X Y D E H G U O R I
U G I C W D E M O H T A F C N
S U O U G I T N O C M W H R D
S L A T N E M A D N U F B E I
C N X R E T L I F U O A G D C
T L G T S G N O M A X T E I A
D N E L A N I G R A M A U T T
R A I A G G R I E V I N G A I
U O Z A N R C H Y E F O H B O
G K F F R L T X C V Q A D L N
G O D B Z T I B M W O Q F Y S
I W G N I S S E R P M O C E D
N N D I I A U N S Q U I R T S
G O V U L A T E O T C W H G B
U R R E T H G I F C Y P H P N
```

AGGRIEVING
AMONGST
AUTONOMY
CLEANLIEST
CONSTRAINT
CONTIGUOUS
CREDITABLY
DECOMPRESSING
DRUGGING
FATHOMED
FIGHTER
FILTER
FUNDAMENTALS
GROOVY
INDICATIONS
MARGINAL
OVULATE
ROUGHED
SQUIRTS

154

Assorted Words 149

```
V C O M E D I A N S N L I K O
S Q R R U T A M I R P M I L V
O S E L U N A R G M D Q N N E
U G N I M A E R C D J E F E R
R L H E Y S A W O H Z Y K T S
P A M U K L T V H B E O H H U
U C T F H C S O J Y O W Y E P
S U N W G A I U H A I R S R P
S N K L Q P U S O S A O R M L
B A T T E N I N G M U Q N O Y
R E T A I N E R C F R J V S C
O S E T A M P L E H M O P T U
O T R S D R A O B Y E K N V J
F X S L A I R O M E M S Q E M
S H I R K I N G Y L I D W A B
```

- BATTENING
- BAWDILY
- COMEDIANS
- CORROBORATE
- CREAMING
- ENORMOUSLY
- GRANULES
- HAIRS
- HAUNCHES
- HELPMATES
- IMPRIMATUR
- KEYBOARDS
- KILNS
- LACUNA
- MEMORIALS
- NETHERMOST
- OVERSUPPLY
- RETAINER
- ROOFS
- SHIRKING
- SHOTS
- SICKENS
- SOURPUSS

Puzzle #150
Assorted Words 150

```
R O T C E S R E T S E Y L O P
N D E Z I D I U Q I L O R U R
A S A Y K N U F B K P F W E E
D K E L E C T R I F Y I N G S
A Y I J I O I L D D R O I M C
P L P K C R I L P E E P V Q R
T I D J U U M N W U R P K L I
E N R P N S R A J O P E P A P
D E A S K C C L N U C A T U T
A S I L M A S O I U R T E T I
Q R N R L T L E B C A I N H O
H E E N R E T N I B U L O P N
E M D Z G D P W Q U I E L U Q
R E F R A C T P K F T N I Y S
W R E T E I U Q A K D Z G R B
```

ADAPTED
APPELLANT
COBBING
CORUSCATED
COWLICK
CURLICUE
DRAINED
ELECTRIFYING
FUNKY
INJURIOUS
INTERNEE
LIQUIDIZED
MANUALLY
OTTERED
POLYESTERS
PRESCRIPTION
PUPAE
QUIETER
REFRACT
SECTOR
SKYLINES
UPPED

Assorted Words 151

```
S S A N T I C K I N G M I Z P
C N M A N C I E N T E S T V A
J H O O E Y T D E N I L C E R
Q S X R S K T S B J H P V K A
U D E S T I N E S A Z Z M I M
E D Z S E W X B L R N M D T E
E E F F E C T I V E E K T L T
N V C U M N S K R Y X D E H E
L I X N S D O A R E T I I R R
I D F O E C E R V O K R N C S
E E C B H I T P E I W S O G H
S N C F Z H C I L P O E I P F
T C U L F F G S J A A U R H S
D E N E H T G N E L N H R I W
Z D T D W C D I S U S E C S F
```

ANCIENTEST
ANTICKING
BANKERS
CHAPERONES
CIDERS
DEPLANE
DESTINES
DISUSE
EFFECTIVE
ESTEEMS
EVIDENCED
FIREWORK
HOOEY
LENGTHENED
PARAMETERS
QUEENLIEST
RECLINED
SAVIOURS
SCIENCE
SNORT
SPORTY
TELEXING
WHISKER

Assorted Words 152

```
P G D D E D H E L P F U L L Y
P C A D E X I T I N G Z N D R
N O O S R V N S T A G G E R S
P W U L W O R W C B A E P E S
J R V N L O W E A O R U O Y O
S M I E C U R N W X R B Y D L
H N T C D E D K V S E D A A O
A D D R E S S E S N T S I T I
M R M M M O Z P D G S L X N N
U O F T E O Y A R B M A H C G
C W M E A W D E T A N I M O N
K S S A N G M O N I C K E R S
C Y Z Y S G N I M O H T A F C
E X T R A V A G A N C E D U F
O E B O U F F A N T S G N L Q
```

- ADDRESSES
- AMUCK
- BOUFFANTS
- CARPS
- CHAMBRAY
- COLLUDED
- DEMEANS
- DISCORDING
- DROWN
- DROWSY
- EXITING
- EXTRAVAGANCE
- FATHOMING
- GARRETS
- GASWORKS
- HELPFULLY
- MONICKERS
- NOMINATED
- POUNCES
- PRICE
- SOLOING
- STAGGERS
- SWERVED
- WAXES

Assorted Words 153

```
L C P S E I M O T O H C I D N
G Z B O L P L P S L V V W I A
Z C I B N T S E M A L W E S R
K M C P F D Q N A C W S I R R
C U T F P K E N E N H A R R O
H I Z D U Y N R Q M I C E D W
S E T A R O I L E M A N D E N
D E J E C T E D L Y D L G R E
O A X S M L A P R Y V T C L S
U V I R T H E Q E B I I C Y S
N B A S K E T C F B S G B G C
Q Y T N I L F I E Z O H H G A
T F A A J W G F R A R T H L E
G N I R I T E R U A Y E K P M
S E R U T R E V O B L N A Q V
```

- ADVISORY
- AMELIORATES
- ARITHMETIC
- BASKET
- BUFFETS
- CYCLAMENS
- DEJECTEDLY
- DICHOTOMIES
- DISORDERLY
- FLINTY
- LAMEST
- LEANING
- NARROWNESS
- OVERTURES
- PALMS
- PONDER
- REFER
- RETIRING
- TIGHTEN
- WEIRED
- ZIPPY

Assorted Words 154

```
K  S  B  F  U  X  G  S  L  E  R  G  N  O  M
J  T  Q  U  B  D  D  N  P  I  H  V  B  V  D
P  A  B  K  R  I  L  I  I  Z  R  H  S  D  S
R  L  P  C  Q  E  F  D  L  M  Y  E  Y  E  C
O  W  O  S  T  R  A  N  D  A  A  L  P  N  H
V  A  L  R  O  T  A  U  Q  E  T  L  P  C  M
O  R  Y  A  Y  G  R  A  C  E  S  E  S  Y  A
K  T  G  S  D  R  A  G  E  R  S  I  D  C  L
E  S  O  I  Y  M  R  D  A  O  A  I  E  L  T
S  G  N  I  L  L  E  U  R  G  K  C  V  O  Z
S  N  O  I  T  C  N  U  F  L  A  M  I  P  I
I  N  T  E  R  S  E  C  T  I  N  G  L  E  E
E  E  L  B  A  R  E  D  N  O  P  M  I  D  S
B  T  D  Q  M  E  A  R  M  A  R  K  S  I  T
R  Q  S  N  O  I  T  A  G  E  N  Z  H  A  M
```

BUREAUCRACIES
DEVILISH
DILATED
DISREGARDS
EARMARKS
ENCYCLOPEDIA
EQUATOR
FURRY
GRACES
GRUELLINGS
IMPONDERABLE
INTERSECTING
LAMING
MALFUNCTIONS
MONGRELS
NEGATIONS
PERIL
POLYGON
PROVOKE
SCHMALTZIEST
STALWARTS
STRAND

Assorted Words 155

```
U B C D G D S U R G I N G Z X
Y J A I B N F Y L E N A S N I
D Z P Z T S I L A E D I P P P
N E A O W P N K S B I H A S E
O O B I H E I E A Z C M K A R
L U I B Y V C R T M A Z R V S
Y A L T A Y K N P A T E V L U
R L I T A R Y C A M E R A S A
O P T C N C G S S R G S J N S
U S Y N O R A D L E A T O U I
N T W N A S E L V N H E X R V
D Z J S W L I K P W R C P E E
U T K D E H L T N H H B R P E
P W Y W Y W A A N I R E G A A
S U N N E D E Z G A S X K R M
```

ANTISOCIAL
APPEARANCE
CAMERAS
CAPABILITY
FINICKY
GALLANTLY
GRABBED
IDEALIST

INDICATE
INSANELY
MAKING
MARCHES
PERSUASIVE
PLACATION
ROSEATE
ROUNDUPS

SAHIBS
SINKER
SUNNED
SURGING

Assorted Words 156

```
N P H A S C E N D A N T S H B
Y S N G J O A S S E N D L I W
X R X A H W S E T A R I P M B
R Y R P D L Q U A F F S S P V
A P R E S S Q S L R J B M E P
M I Y T B J H N L C V E I R H
I G P G I E K D R O B L R T Y
F G A Y M D U G R N G I C I L
I I D M U Y N L N V W E H N A
E E R R G L J A B I C V I E E
S S E L C Y C I B N T E N N R
P O L I S H I N G C N F G C S
P E V O R P P A S I D D O E P
G Z Z S A L L I T N A M E L E
J H S I R E B B I G Z I F X P
```

AGAPE
ASCENDANTS
BANDITRY
BICYCLES
BLUEBERRY
CONVINCING
COWLS
DISAPPROVE

DISBELIEVE
GIBBERISH
IMPERTINENCE
LOFTING
MANTILLAS
PADRE
PHYLAE
PIGGIES

PIRATES
POLISHING
PYGMY
QUAFFS
RAMIFIES
SMIRCHING
WILDNESS

Assorted Words 157

```
B Q N O I S S A P S B K D L T
F I D E L I T Y K K W J M R Y
K K R O W H C T A P A B A E P
D O Y T F I R H T G S R G C O
G E S J H W C G A M H I N L G
P N H H R S A K D O E S E U R
E K I C E W T A B O R T S S A
N N C H T R K O V D E L I I P
Z C G J G A I V N I D I U V H
U T S K B I N N Z E Q N M E E
G N I W O T S S G S S G E T R
D E D U A R A M O T L I E S T
S T C A R T O W N E R S H I P
F C Z G H O S T W R I T E R F
U V B J F R E B U T T E D T A
```

ABORTS
BIRTHSTONES
BRISTLING
CATKINS
FIDELITY
GHOSTWRITER
KOSHERING
MAGNESIUM
MARAUDED
MOODIEST
MOTLIEST
OWNERSHIP
PASSION
PATCHWORK
REBUTTED
RECLUSIVE
SIGHING
SNATCHED
STOWING
THRIFTY
TRACTS
TYPOGRAPHER
WASHERED

Assorted Words 158

```
H O M E R O O M S G J M E X D
O Q L U X U R I O U S N E S S
C O N C O R D A N C E S D H R
E X H A U S T S O F T E N E D
O Y A F Y R E I L K C A R C
B O B B L E S C U L L I N G S
D E G N O L E B D N H Y E T E
N U P U Q B A C M Y S E L F A
A S H O M S B B S X I F A L R
E R V W N A E L U R E C W U C
C O M P A R A T I V E L Y K H
T S T N E M E L G N A T N E I
W J D R A L L U D I G A P D N
D M K C M E Y K N U J A X S G
M O R T I F Y I N G O A T Y I
```

BALLYHOO
BELONGED
BOBBLES
BOBBLING
CERULEAN
COMPARATIVELY
CONCORDANCES
CRACKLIER
DULLARD
ENTANGLEMENTS
EXHAUSTS
FLUKED
HOMEROOMS
JUNKY
LUXURIOUSNESS
MORTIFYING
MYSELF
SCULLING
SEARCHING
SOFTENED

Assorted Words 159

```
J R S E D I R O L H C D F M U
D P E J R E A E H C A R T U L
U F D Z F T D E P O L S D S R
E A A E O Z C U H S D C E I P
E H L U C D G A L F R S K C P
G T P G Z N L N R C O J V O H
T N A O N R A L I E N A B L E
G S I R R I E H U D V O Z O R
M F E R E T R S N B N O C G T
X Y X I U D S E N E I E X Y Y
X Q V M T T E A D E D I T E B
I P I R T S S F T N C Z F T W
I M P I S H A E N A A C S T A
R E T L I U Q P G O C P X W B
H F D I E R E S I S C G F O L
```

ALIENABLE	CONCLUDE	PANDERING
ATTENDING	CONFEDERATE	PASTIEST
BETIDED	DIERESIS	QUILTER
BULLDOZER	ENHANCED	SLOPED
CALDRON	GESTURING	TRACHEAE
CATASTROPHE	IMPISH	
CENSER	MUSICOLOGY	
CHLORIDES	OVERACT	

Assorted Words 160

```
O U A C G O R O T A V E L E I
I B X R O N H V D E C A F G N
U D P R N N I T C S Y G X W T
G Z R E T J S T I I C O H P I
C A R A V A N T A W L I X B M
I F B P O G P C R C E F H U A
N O X P V B U O I U S R Y T T
T R S E G D E S S L C U E B E
U E P A A M J V T T I T R H D
I S C R Z Q W K O R U O O O N
T T L Q T R B H C B E R P R C
I A K O E V P L R B A V I O S
V L Y D W R E G A E N Z A N Z
E L Z I X E X Y T C C Q J W G
Q S F V R N D X S H K U J U W
```

ABOVEBOARD
ARISTOCRATS
AVERTS
BLACK
CARAVAN
CONSTRUCTORS
CORUSCATING
CYCLES
EAGER
EDGES
ELEVATOR
FACED
FORESTALLS
HEREWITH
INTIMATED
INTUITIVE
POSTURING
REAPPEAR
SLOWED

Assorted Words 161

```
K D Q E E S F L O R I D L Y C
U N E C X C U E B E B O I N R
I N M P E O N O Z Q B W M O O
M C F A P L D A U X D F B N S
P U F B U I L E D N E N E P S
E T S E I L R U B R I S R L W
R F R E G R I T L U O T S U A
C W T O P K C N E O N C N S L
E L H P B S Y H G L I K N O K
P R Z J M P I C K E R D I O C
T C O M M E M O R A T E S N C
I S T N E M T S I L N E E B G
B E E S Y O S T E N G A M K L
L S E S S O R T A B L A Z K D
E R E H C N U P W O C S E Y H
```

ALBATROSSES	COWPUNCHER	MAULING
ATTEMPT	CROSSWALK	NONPLUS
BIRCH	DEBUNKING	PICKER
BURLIEST	ENLISTMENTS	TRIPPED
CELLULOID	FLORIDLY	
COMMEMORATES	IMPERCEPTIBLE	
CONCORDANCE	LIMBERS	
CONTINUOUS	MAGNETS	

Puzzle #162
Assorted Words 162

```
J N P B L A B O R I O U S L Y
E C O M M A N D E R S Y Y E T
N S M I S R E A D I N G S D A
T P E X S F U Y S I G S N J X
I A D T P S D Q C Z Z H O C Y
T S R E A C E D I N G I I O I
L S T R L M S R H I E P S R N
I I W Z I L I G G H S M I R G
N O A H E V I T N G E A E E H
G N N D N L E B I I A T R L F
E A G O I Q B D R G T E B A C
N T S S T N I A P G E S Y T P
M E H A R P I S T S B L O I F
S P C G R A N D D A D S N O V
S T N E M T C A N E E R M N H
```

AGGRESSION
ARRIVED
BILLED
CEDING
CLEMENCY
COMMANDERS
CORRELATION
EATABLE

ENTITLING
GRANDDADS
HARPISTS
LABORIOUSLY
LEGITIMATES
MISREADINGS
NOISIER
PAINTS

PASSIONATE
REENACTMENTS
SHIPMATES
STINGS
TAXYING
TWANGS

Assorted Words 163

```
O Y R A D E M O R D D W F O H
P R E H T O R B R S O N Q X O
A Y L S U O U C I P S N O C N
Q Y R K W E D D T X F U L B E
U W O U Z M T E O E K Q N G Y
E S Z Q Y F N U L O P K N Z I
L S A L H T M B T E D M C Y N
Y U T L M E I A K I G L U U G
R W F R L R O L V R T D E R N
U F V S U E P M O E A S U R T
M N X R M L G I K P N R N C S
O E D B A R B E C U E S I O N
R S Y E B B A S D O O L B N C
E X I J J H C T A L N U I A G
D X G I R E D N A M Y R R E G
```

ABBEYS
ALLEGEDLY
ARMSFUL
BALMIEST
BARBECUE
BLOOD
BROTHER
CONSPICUOUSLY
CONSTITUTE
CUDGELED
DOODLERS
DROMEDARY
GERRYMANDER
HONEYING
MAVENS
OPAQUELY
POLITY
RARING
RUMORED
TRUMPET
UNLATCH

Assorted Words 164

```
H H F L O O D L I G H T S S O
S D U S P A O S C U W W D P V
H E R D S M E N O E E O J H E
E W G R I P P I N G E R T E R
C D T C A P M O C O P D H R G
B R E X L K F B I C I S M E R
F O L X R A N X L E E I A P O
I P O F I R R I I A S M L A W
B N Q K Y F Q E A N M P E I I
Y W C X C H A N T Y Z R V R N
D P X U U A E A O Q Y E O S G
Y I P J B J S F R E F S L F F
W Y D F H A X E Y E K S E Z U
K R A C K E T I N G N E N M C
F I G R U F F E D L R S T M L
```

BOOKCASE
CHANTY
CLARET
COMPACT
CONCILIATORY
DEWDROP
FIXED
FLOODLIGHTS

FORMAL
GRIPPING
GRUFFED
HERDSMEN
IMPRESSES
INCUBATE
MALEVOLENT
OCEAN

OVERGROWING
RACKETING
REPAIRS
SOAPSUDS
SPHERE
WEEPIES
WORDS

Assorted Words 165

```
R O T A V A C X E A L Q G S P
A I S E R O R L A B B F Y M R
F P B E V P N A I A M J H O E
B F P L N Y K V B M L C Y O E
R I L U U I O F R I A R P T M
E N L A R B M R Y T E T H H I
J N Y I M T B A D T X S E E N
U E V L O M E E L E M H N S E
V T K E G U A N R A R J A T N
E R G Q L N S B A I C L T Z T
N A E N S O I M I N N E I W I
A S D N U O P V H L C G O E Q
T N Z Y E K I E O S I E N X S
E J B V G P F X D M Z T S J P
D E H S I S O T I L A H Y Z Y
```

APPURTENANCES
BILIOUS
BLUBBERING
CALAMINES
CLIMATES
ENVELOPED
EXCAVATOR
FLAMMABILITY

FRIAR
HALITOSIS
HYPHENATION
MOVINGLY
OPENER
ORDERLIES
POUNDS
PREEMINENT

RABIES
REJUVENATED
SMOOTHEST

Assorted Words 166

```
S Y U I O I N T E R S T I C E
X E S N O G A R A P B G E C A
D E V E I R G M Q R A K U H U
R E Z I N A M U H O D P N I O
T G M D T O N I P S M E J S B
R R N F O U L L Y T O D I E A
I U H I B Z N R Q H U E T L S
C F A C Y S Q I C E T R H L S
K F Y N R F I M M T H A R E O
S E T L I I I M Q I E S A D O
T S A X N R M T E C D T S X N
E T C O F A A S C S V S H V I
R J X A I U W C L U E L E S S
S L A E R R U S O M R E R P T
G N I N E E W R E V O F S C P
```

BADMOUTHED
BASSOONIST
CHISELLED
CLUELESS
DIMINUTIVES
FOULLY
FRUCTIFYING
GRIEVED
GRUFFEST
HUMANIZER
INTERSTICE
OCARINA
OVERWEENING
PARAGONS
PEDERASTS
PROSTHETICS
SEMIS
SMIRCH
SURREALS
THRASHERS
TRICKSTERS
WANLY

Assorted Words 167

```
A G S Y T I D N U T O R U G K
S U R G I B B E R I S H W V S
E I G E H S O P P I N G X M R
T T S E T A C I L P M O C E A
B A S O L E R S K J O Y F G V
I R P C Q B M E E A D R X A I
M I I P O D A O B T E X C L N
O S F N Q M B C E R A N Y I G
N T F K G Y P R I G A U I T S
T S I Z Q S S E U N V I T H G
H I E Q D L G W T U R N I W
L J D H D P G A O E A M M E S
I P L A Y G O E R L N L M N D
E P R O B A B L Y R B C L O Q
S N O I T U N I M I D E E Y C
```

BIMONTHLIES
BLOWSY
BRINGS
BRUTALLY
COMMUNICABLE
COMPETENCE
COMPLICATES
CROPPED

DIMINUTION
GEOMETER
GIBBERISH
GUITARISTS
HAREBRAINED
MEGALITH
PLAYGOER
PROBABLY

RAVINGS
ROTUNDITY
SITUATES
SOPPING
SPIFFIED
WHINE

Puzzle #168
Assorted Words 168

```
I  U  B  O  E  G  I  H  U  R  R  X  F  W  H
M  N  L  L  B  S  N  N  S  X  H  T  L  J  I
P  C  G  N  A  D  U  I  I  I  X  X  O  W  N
O  O  X  H  D  C  E  O  Y  M  F  C  H  D  D
L  N  V  T  W  A  K  U  I  A  R  F  I  O  I
I  C  S  Q  R  A  N  C  L  N  L  E  A  L  C
T  E  N  H  A  S  L  D  U  O  O  E  T  R  A
E  R  G  L  P  W  Z  I  L  R  G  L  D  R  T
L  N  Z  W  S  A  Z  X  G  E  R  I  E  C  O
Y  C  L  I  T  O  R  I  S  N  D  A  Z  F  R
D  E  V  O  T  I  N  G  X  P  M  G  N  E  S
N  O  I  S  L  U  V  N  O  C  G  E  L  T  D
A  Z  S  K  S  T  R  E  E  T  F  N  N  G  S
P  I  R  T  S  T  U  O  O  P  U  D  R  T  M
D  Z  J  Y  X  I  N  T  E  G  R  A  L  I  R
```

AGENDA
ALIGNMENT
AUTOGRAPHS
BLACKCURRANT
CLITORIS
CONVULSION
DANDLE
DELAYING

DEVOTING
EULOGIZED
FELONIOUS
IMPOLITELY
INDICATORS
INTEGRAL
OUTSTRIP
RAFFISH

STREET
TERMINI
UNCONCERN
WRAPS

Assorted Words 169

Puzzle #169

```
X L Y S K C I R E M I L D L Y
H G U O R H T K A E R B H Z D
S T N E M E N I F N O C F P M
S G C C U T T I N G S W V R I
K E C H W D G T C T A H Q O S
M W V A E M O N O C A E B T F
D E E L T E T R I L I E F O I
S K S X E B R S S T B L N Z R
Y I A E E H O I E R R C B O I
Z P O T O M S A E L I O D A N
N V E T I T P K T S U O P N G
S L Z E A M T L O S T O M X F
V I K K L P R O A O V H F E E
E E T G O S G E R R B O I Y M
C G N I R A C S H G B S C Z R
```

BEACON
BLOTTERS
BOOKSHELVES
BREAKTHROUGH
CATBOATS
CHEERIEST
CONFINEMENTS
CUTTINGS

EXEMPLAR
EXPORTING
FOULEST
GROTTOES
HERMIT
LIMERICKS
MEMOIRS
MISFIRING

PATOIS
PROTOZOAN
SCARING
SLEEPY
WHEEL

175

Assorted Words 170

```
S X U W I S D E N E D R A H W
B Y G O L A N A N X E M M G A
H Q B Y C N E I C I F F E E S
J S H R I V E S B Q T Q Z I H
I N S T R U M E N T S A R O E
T Z S S E C S B A F S F R P R
D C O N T I N U E I M U I E S
T E I P T R A K C C A S D N K
H S M X E D U E W S I I S S V
Y C E I E N O L O C N L O I A
B O U T J L N A B I M L M O N
I R J O T O S O W B A A E N T
N W F N T A H Y N V S D W I A
K D L D N E L N D S T E A N G
X H I T K R R F S O S K Y G E
```

ABSCESS
ANALOGY
BLURTS
COLON
CONTINUE
DEMIJOHNS
DUSTBINS
DYSLEXIC
EFFICIENCY
FLATTEST
FUSILLADE
HARDENED
INSTRUMENTS
KERATIN
MAINMASTS
PENNONS
PENSIONING
RETOUCH
SHRIVES
SOMEWAY
VANTAGE
WASHERS

Assorted Words 171

```
M O T L E Y S Y S C I C S D J
A Z D P M O X A C A T G Z E T
N Q X S T N U O M A D K H S E
A B I P A R T I T E N O L P M
G L S R E T S N U P T K S A P
E X A T S P L A S H E S E I I
A A Q I E Y L G N I T S O R F
B S A O C P W R D X Z E L I A
I C G O E U A S A I R T U N F
L C O N C U R R E N C E S G O
I E S R A P S C A Q V A G X M
T H E A R T H V M P I P R T V
Y M B H U S S N R O H G N O L
C C V J S S E N I P P O L S M
J Q K Q I H S E D I X O R E P
```

AMOUNTS
BIPARTITE
CANKER
CAROM
CONCURRENCES
CRUCIAL
DESPAIRING
FROSTING

GNATS
HEARTH
LONGHORNS
MANAGEABILITY
MOTLEYS
NUTRIAS
PARAPET
PEROXIDES

PUNSTERS
SLOPPINESS
SODAS
SPARSE
SPLASHES
TEMPI

Puzzle #172
Assorted Words 172

```
S C I H T A P O H C Y S P P T
D E R E T T U L F O Z C I E R
Z S D E F E N D A N T S F O I
P N N U J J B E X C E L S P P
X S T O M A C H S L N N S L L
G E D R I B A E S U M M T E E
U N M N S T E Q E D L W E D L
M M I Y S E I R R E B R A B U
W E O T Z E T S O P I R D I L
H S D S C D R A O B L L I B L
I H A I M A E K B P Z A L U E
N E S L A X P T Q A X D Y N D
I S Z M K S G M Q K N E K A O
N L C S E Z I G O L U E K K J
G G C Q I D E T A C H E S D E
```

ABATES
BARBERRIES
BILLBOARD
COMPACTING
CONCLUDE
DEFENDANTS
DETACHES
ENMESHES
EULOGIZES
EXCELS
EXPOSITIONS
FLUTTERED
LULLED
MEDIAS
OAKEN
PEOPLED
PSYCHOPATHICS
RIPOSTE
SEABIRD
STEADILY
STOMACHS
TRIPLE
WHINING

Assorted Words 173

```
J S R O T A V I T L U C D U M
G H F D A F L N O I T C E R E
Q N D H A R V E S T S T T D C
A E I O D E S P O T I S M I Q
W C S T O S O U N D E D N P F
C R O L E H C A B W C F B S L
V H C L A P T F Z X U U A O U
D S A O O C R L E G B M B M O
S E R G M S I A U E I I S A R
N Y C E R P S M C D C G T N E
I H Y A L I E U E M A A I I S
P M C F D G N T S H L T N A C
I C Y I Y E G I E E C I E H I
N F A G Q X N I N D S O N R N
G W X H U F E T G G P N T U G
```

ABSTINENT
ADULTHOOD
AFRESH
BACHELOR
CARPETING
CHAGRINING
CHEMICALS
COLOSSUSES
COMPETED
CUBICAL
CULTIVATORS
DECADENT
DESPOTISM
DIPSOMANIA
ERECTION
FLUORESCING
FUMIGATION
GIGGLERS
HARVESTS
SNIPING
SOUNDED

Puzzle #174
Assorted Words 174

```
U A Z Y O P P R E S S E S B U
J R Y H T A P O E T S O U H J
S D E Y A R R U H D E I L E R
D N B U C O G L A S S E D T E
S G T N L A E N F S T U B S W
U Q N C E B P S I A Y A Y W R
B S Y I U L P A R T T Z V C O
C O Z R R B W P E F T F V T
U B Y C A E T A L T V A I A E
L E I U N Q K S E A U R R E F
T R Y M C O X O N G W O E D R
U L N C C I G A R O A E H P Q
R Y J I N N I S P B C N N S C
E O G S O V E R S O L D A E F
I N T E R N S H I P U F Z M R
```

BLUER	HURRAYED	PERVERSE
BROKERING	INTERNSHIP	RELIED
CIGAR	JINNIS	RENEWAL
CIRCUMCISE	MANAGEABLE	REWROTE
CONSTRUCT	OPPRESSES	SHOUT
DRAFTING	OSTEOPATHY	SOBERLY
FATTIER	OVERSOLD	STUBS
GLASSED	PAPACY	SUBCULTURE

Assorted Words 175

```
P V I O L A B L E N A S N I M
E G F L L S C A I S S O N R H
R B N Z D P U R U L I N G Q T
S L F I S E K C A T N M Y U Z
I T N R T E T H S P I J F E S
F M R D I C N A J I N K U E A
L A V E E S E I C G B A K R T
A W N E V L E S M E V I S N E
G T O C Y O L M I A R J H E L
E E V L V E R E E B X P D S L
W N P A L E S T N R R E E S I
O T T G P I X O N N T J E D T
O I J U V I P V R I U X P R I
D N T A T S E L B E E F E W N
Y G H T Y R R E B N A G O L G
```

ARCHAISM	HIBISCUS	REEXAMINES
BISECTING	INSANE	RULING
CAISSON	INTROVERTS	SATELLITING
DEPRECATE	LOGANBERRY	TENTING
EXTREMES	PALEST	VIOLABLE
EYESORE	PERSIFLAGE	WOODY
FEEBLEST	PILLOW	
FUNNELLED	QUEERNESS	

Assorted Words 176

```
D D D W M A S S A G E S S S J
N E D E A R N E S T S H I P X
S O G Z T D G B I D A R M R M
W X V U I A E N W H K I P I E
H G T E F S M K I A R N L N N
U L E R L I E M C L Z E E T T
R U R Z G T R K U O E S S E A
C Y R P U S Y T A S H B G R L
P O A E N W G C N L N U A Y I
B I R T H P L A C E F O H L T
B L I N O P J L B C C N C R I
T A A E E Q O O W N E I R E E
L M A E A T F R Q K A X N O S
A G G R E S S I O N V E R E C
U H Y E S C H E W I N G B P T
```

AGGRESSION EARNESTS NOVELTY
BEANBAGS EERIE SHRINES
BIRTHPLACE ESCHEWING SIMPLES
CALORIE HALOS SPRINTER
CENTRIFUGED HOCKED TERRARIA
CONSUMMATED LABELING
CORNETS MASSAGES
CORNFLAKES MENTALITIES

Puzzle #177

Assorted Words 177

```
T H T K D S G N I L E D O M T
B M F M V R L X C L R T Y R A
F I L E D W I O Z I N N I A C
S G F B E I H B O S F P O O T
F D O L H I B P A T R O L S I
V C O R P O R A M E S X T R C
L T O O E O A B D N S T Z S I
X T P T L V Z T K S O X O L A
G A T H A F I C E L L E D O N
D E L L A D E P K C A B H W F
G D I M P E R I A L N Q B E Y
A E M E J P S E L F F I R R Q
G K M U M M I F I E S T C W I
A S E R E N E S T S K K K Y B
N M I N I M A L I S T S G S C
```

BACKPEDALLED
BRAZIERS
CELLED
CORPORA
FILED
FLOOD
FOOTSTOOLS
IMPERIAL
LISTENS
MINIMALISTS
MODELINGS
MUMMIFIES
PATROLS
RIFFLES
SEABIRD
SERENEST
SLOWER
TACTICIAN
ZINNIA

183

Assorted Words 178

```
C D E C E N T R A L I Z E D V
R T B M C W L A C I T I L O P
E R I P I Q P T S E I R I W C
O E E M P D S O N E R V M S W
C M P P P R R Y T U H X I S C
C I K D U E Z I A A I C O H D
U S E L R B R R F W S W T E G
P S X H A N L T E F A H C A D
I I A U A L G I I P S E J F H
E O E C C W V C C N S Z D Z O
D N D E H C N U M A E A F I C
U S R E P A E R Y V N N J G H
F L A W L E S S L Y T S T Q Q
E D U C A B L E S T E W R L Z
A R T S O R V D E L D A R C Y
```

ASSENTED	HIDEAWAY	REMISSIONS
CRADLED	IMPERTINENTLY	REOCCUPIED
CURSED	JASPER	REPUBLICANS
DACHA	MIDRIFFS	ROSTRA
DECENTRALIZED	MUNCHED	SHEAF
EDUCABLES	POLITICAL	WIRIEST
FLAWLESSLY	POTASH	
HATCHES	REAPERS	

Assorted Words 179

```
S  F  M  I  S  C  O  N  D  U  C  T  I  N  G
T  T  Y  D  G  N  I  T  R  A  P  M  I  Y  F
Z  O  N  L  A  K  O  D  H  Z  H  C  S  H  V
A  L  R  E  E  H  J  I  O  F  N  C  H  T  Y
R  U  G  T  M  T  N  N  T  R  O  T  A  R  Y
E  A  D  N  U  I  A  M  L  I  Z  W  N  E  S
S  Y  D  I  I  R  N  U  Y  Q  D  H  T  M  I
E  S  N  J  O  N  E  I  Q  L  P  U  Y  E  N
R  A  P  I  O  V  O  X  L  E  A  O  A  M  E
V  I  V  N  R  U  I  B  E  E  D  H  C  B  C
I  N  Z  I  D  O  R  S  W  R  I  A  B  E  U
N  T  Y  Z  L  U  L  N  U  A  T  M  B  R  R
G  L  S  L  A  I  C  O  S  A  J  E  M  L  E
X  Y  R  U  C  K  S  A  C  K  L  R  D  O  Q
Q  U  A  L  I  F  I  C  A  T  I  O  N  I  M
```

ADEQUATELY	IMPARTING	ROTARY
ADJOURNS	JAWBONING	RUCKSACK
ASOCIALS	LINIMENTS	SAINTLY
AUDIOVISUAL	MISCONDUCTING	SHANTY
AUDITIONS	MOMMIE	SINECURE
COLOR	QUALIFICATION	TORTURE
EXERTED	REMEMBER	
HOTLY	RESERVING	

Assorted Words 180

```
S S B M O C Y E N O H I D X W
J O R N M H E R P E S U Q M R
O R I Z X H A S E C N U O R T
B E F C B R I G H T N E S S I
E K L Z N L A D X J U X U P F
H D Y B H U O R E O E C F W H
E C S Y A D N C C O B I A X H
M A P U W I Y C K H U L B R N
O N E M F A V A W A I T I N G
T D C B A L N N D U G V S A O
H I K R V S K K E A M E E P M
S D I A O B G E K M W W S S T
S A N G O G A R A G E T K F E
S T G E D Y H E D L A M R O F
T E U D T H K D E F I N E S R
```

ARCHIVES
AWAITING
BEHEMOTHS
BLOCKAGES
BRIGHTNESS
CANDIDATE
CANKERED
CUTER

DEFINES
ENVIABLE
FLYSPECKING
FORMALDEHYDE
GARAGE
HERPES
HIDEOUTS
HONEYCOMBS

MAILBOX
NUNCIOS
TROUNCES
UMBRAGED

Assorted Words 181

```
G R A N D D A D S M D L H N K
E N T Q D S T S I L A B R E H
A M I S D I A G N O S I N G G
V S F T N A T C E F N I S I D
E L F X S E L B A N O D R A P
S T O G N I D I S I N T E R N
D G Q W N I L Z S I L A K F U
R H N U R I F K O I E Q Q S M
O T A I E U N R C T F U M E
P B I N T N W N I A H A E U R
P U S E D O C F A S L I R G O
I N C N F B V H T T P B Y G L
N U X W D R O R E T P A I L O
G G U H W S O O D D V H N E G
L E M U R E S F K C W W G R Y
```

APTER
ASSOCIATED
BLACKLISTING
DISINFECTANT
DISINTER
EAVESDROPPING
FORFEIT
GRANDDADS
GRATIS
HANDBOOK
HERBALISTS
INGOTS
LEMURES
MISDIAGNOSING
NUMEROLOGY
PARDONABLE
QUENCHED
QUERYING
SMUGGLER
TANNING
VOTING

Assorted Words 182

```
J S S E E L I A T T R I H S R
H J C E V C B R U L E R S I E
Z T R A I I U S S U N U F X T
X Y O L B S S D P L I U O T A
H G S L G B E A O M R J R E L
S N D E C N I T V R F Y G E I
N R O G S N I N R N T E E N A
E L T I X I I R G U I N R T T
E K A N T S T O A R O O I H O
Z C G G R P D A L P Q C E U R
E A E Z E J I L M X S S S N Y
S O F D A L C R R E D L E I F
M A T U R E L Y C O L F O Z D
N N O N E V E N T S W C M A Z
B I E Y W D E I R R A P V J Z
```

ALLEGING
ASCRIPTION
CLEMATISES
DISCOURTESIES
DOTAGE
FIELDER
FORGERIES
INTRODUCE

INVASIVE
LEGAL
LOINCLOTH
MATURELY
NONEVENTS
PARRIED
RETALIATORY
RULERS

SCABBING
SHIRTTAIL
SIXTEENTH
SNEEZES
SPARING
WORLDS

Assorted Words 183

```
E C A N N O N B A L L S R U D
S T R P G B H O U N S E A L S
Q O A O I N R L B J C J V P I
N G G N T L I E U L K N A R F
H W E R O U E Y T S E Q Y A L
Y E L L A I B U D T T M K A A
X B Z N K C S I P I A F A I B
R U M P U S E S R S T T U N B
E D E X O N E R A T I N G L E
V M A N I C U R E P S H T M R
X L I B E R T I N E S I B T G
F X I Z M O N O L O G I D P A
A E S G N I L E M M U P D L S
G N I N A E L C E S U O H Y T
D A N K E R E N I A G R A B J
```

ALLEY
BARGAINER
CANNONBALLS
CARGOS
DANKER
DISPASSIONATE
DISTRIBUTOR
EXONERATING
FLABBERGAST
FRANK
HOUSECLEANING
LIBERTINES
LUSTFUL
MANICURE
MONOLOG
NOBLEMAN
PILEUPS
PUMMELING
RUMPUSES
TATTER
TIDYING
UNSEALS

Assorted Words 184

```
O P H L I A I S O N S R I P W
V O V V F X C G B I F J S S T
E W D S U N H O N Z A I Y Y R
R E A K R G U B M W X T I C A
A R N G I E N N C E M N B H G
C F K M O D K I S H L E O O G
T U E B U X S C R W I Y W S E
S L S Z S R V P A A O D P I D
O L T G R C K A O H E R I S L
O Y D J N G C Y G O W L R N Y
S I N F R I N G E S C H C A G
L S Y R A L L I X A M I S Z M
A M T A H A M L A H T E L U K
Q E D I T O R I A L I Z E D B
J X L A T N E D I C N I V C D
```

BUSHWHACKERS   EDITORIALIZED   MARROWS
CALLINGS   FURIOUS   MAXILLARY
CHIDING   INCIDENTAL   MURKY
CHUNKS   INFRINGES   OVERACTS
CLEARING   JITNEY   POWERFULLY
COMELY   LETHAL   PSYCHOSIS
COOPS   LIAISONS   RAGGEDLY
DANKEST   MAHATMA

Assorted Words 185

```
G D Y M H S S E C I F F O R Y
O I L S S R E B B U L D N A L
T S J M H D E G R A L N E S A
P S S S E N E M A L A B I R T
R I I T D F B I P U E Y C Z E
I M Y R R Z A R D O A B O I S
N U G B O E G N X S R V M V D
T L G S A L B N C Z T I P U X
O A B N R L F I I H F R U M P
U T O J I O L T R E O F T M D
T I H K G B L U S T E R E D S
S O T R Q I B O L U H R S D D
G N I K O O R O C F P S F P G
S N O R T S M I C R O C O S M
M I D S T A E R T S I M X J W
```

ANCHORS
BLUSTERED
COBBING
COLORS
COMPUTE
DISSIMULATION
EMPORIUMS
ENLARGED
FLORIST
FREEING
FRUMP
LAMENESS
LANDLUBBERS
LULLABY
MICROCOSM
MISTREATS
OFFICES
PRINTOUTS
REBIRTHS
ROOKING
SNORTS
TRIBAL

Assorted Words 186

```
C F I N A L I Z I N G C D B D
U A A E S P I E T Y B D E X J
S O V G L R B E E T L I N G U
M R M A Y B E D L K J C S O T
I D O U L S A L T V L K I Y M
R S F T I T T B F H S R Q A
A P P E A R E D A B S U P D G
C R O Z A I E R D L I W K H N
L C E R S U V T Q U F U A O A
E E M V O J I A C C B N Q M N
S D E R A U Q S S A A O I E I
B Y G O N E S E K A B M I S M
T R F A M I L I A L U Z P P O
D E I R R E S C K S V F Y U U
B W O T T S E I Z E E R B N S
```

APPEARED
AVIATOR
BACTERIUM
BAKES
BEETLING
BREEZIEST
BYGONES
CAMPUS

CAVALIER
CLEAVER
DICKS
FAMILIAL
FINALIZING
HOMESPUN
INFLATABLE
MAGNANIMOUS

MIRACLES
PIETY
QUIBBLERS
SERRIED
SQUARED

Assorted Words 187

```
E K Q T G C O M P O S U R E J
C T B Q E N H Y D R O L O G Y
R G A H T T I P A W T Y D B N
E A N C J N A T P J Q U E F L
T S E I I O E L I W N J M N G
A C R V L L E M O R A I S I N
L I A O I I P B P P I Z P D D
I N P B O D O U S A R P Q O I
A T P I A M E R R L R E S G P
T I E R R I R N B D O T T V Y
I L R I T Y A I T R A W N N K
N L S L I A J S C S A U E E I
G A R W S Y E H I Z R H Q S Z
E T M G A C C E N T S C C D T
J E B G N F S S E N I T T U N
```

- ACCENTS
- ARTISAN
- BURNISHES
- CHARBROILING
- COMPOSURE
- ENTRAPMENT
- EVIDENTS
- HYDROLOGY
- INTERPOLATE
- JAILS
- MOORS
- NUTTINESS
- POPINJAY
- QUADRUPLICATE
- RAISIN
- RAPPERS
- RETALIATING
- SCINTILLATE
- SLOWEST
- SPIRITING
- TUMID

Assorted Words 188

```
D Y P A N G S Y E F S T T U R
N E R D D I N L L V N A L R Z
E X N E H E S I L N F E Q O D
N X E I T A R R L O E F N O R
I B P F C R N E E G S V R M G
N F G I D L Y D G C G A O Y M
T O B C A O A E C U N O R L D
R O J A L T P C V R L U B A S
A T F T I G E F I R A A O O P
M F S I B D O S L C U F T B H
U A H O A E W R K I E S T E X
R L S N T B P Y A R C B O S D
A L E C I T H I N T W K M T P
L S R Z O I T J S S E N E N O
T G T E N T H S X Y Y S D R L
```

BOGGLING
BOTTOMED
BOUNCERS
CALCINE
DEIFICATION
DEREGULATED
EXPIATES
FLICKER

FOOTFALLS
HANDCRAFTS
INTRAMURAL
LECITHIN
LIBATION
ONENESS
ORATES
PANGS

PARASOL
RETRY
ROOMY
SLOVENLY
SURVEY
TENTHS

Assorted Words 189

```
Y C A R I P S N O C Y Z B R G
M T R T Q L A S G I H Q E B J
E I E H R E A E E N M F I H Y
O N I E Q T W G L N I M T L N
V K S R Q T H S N B T D U G F
E W S E P U K R C I A R U N S
R E U B U C O L I C S C U E E
P L E Y O E T L L D S W U C F
L L D E V O U T N E S S O D R
A S P I R A T I O N M W E D E
Y P J M A G N E T I Z I N G L
F B P A S U K J D X Z L P S E
M Q D E L L E N N A H C R K R
Z P W X N O I T A N I M A X E
Y T Q S E D U T I T L U M W S
```

APPEND
ASPIRATION
BOOTED
BUCOLICS
CHANNELLED
CONSPIRACY
CURTNESS
DEVOUTNESS
DOWSING
EDUCABLE
EXAMINATION
FEUDING
IMMUNE
INKWELLS
LETTUCE
MAGNETIZING
MULTITUDES
OVERPLAY
REISSUED
THEREBY

Assorted Words 190

```
L N I M B L E N E S S H M V B
L B L O P T I M I Z I N G T F
Y J U N T A G N I W A F F U G
F L I R T A T I O N S S O P I
M L Y E D K O W N E D H B A N
S S E H C O F G C A G I L R S
Y T I G Z N C H U T A N I A U
S V U O N Z E K R H W I G M F
S R O O G I Q L S R K N A E F
I G E H G N M U O B I E T D I
G C N K C N I M R V N S O I C
N J J I N N A J I N E S R C I
I L P B L I A H L D S N Y A E
F J Q K C S T Z Y W S K E L N
Y M S E I R A U T R O M E B T
```

ANCHOVY	HANGOUTS	OPTIMIZING
BENEVOLENCE	INSUFFICIENT	OWNED
BURDOCK	JINGOISM	PARAMEDICAL
CURSORILY	JUNTA	SHININESS
DIMMING	MORTUARIES	SIGNIFY
FLIRTATIONS	NEATH	SLING
GAWKINESS	NIMBLENESS	TINKERS
GUFFAWING	OBLIGATORY	

Assorted Words 191

```
S D E H T U O M D U O L U L M
W R E A R S M A R H T Y K Z P
E N E S T S I T T E R B I L A
E N O L Q S E S O Z B J J W R
P G O I E U E L A U P M E S T
I R V I T V H C Z O O Z U X I
N S E U T A O Z I Z U X D L C
G H R F M A M R Y D E L I T U
S A L P E S R A G G N B S N L
T M O A C C S A L S G U M K A
X A R L I N T E L C E E A E R
K N D I D X T U N I X L L J I
U S S N C K Z L R D H E B Q Z
Z X H G E E Z X S E E X H A E
Y E W S E G A T N E C R E P T
```

DISMAL
EMBEZZLES
EXCLAMATION
EXHILARATION
GROVELER
JAUNDICES
LEGGY
LIBRETTISTS
LOUDMOUTHED
LUMBER
OASIS
OVERLORDS
PALINGS
PARTICULARIZE
PERCENTAGE
PREFECTURE
REDNESS
SHAMANS
SWEEPINGS
TABLES

Assorted Words 192

```
W R Y C D E R A N G E M E N T
H S H I T C H H I K E D I J J
E Z N Q R A L T S E C N O C S
A P M I M R R D P D R A W O T
D L U B S O B H E M Q J D N G
D A N K Q U U B G D E M P T R
R Y T L R S O T W O U T L U E
E O R R X E X C H V G O T M E
S F U C A R O U G N A L L A N
S F E C R S N A E R A S E C H
E S R W P A V I L I O N V I O
S C I N E I G Y H C U C U O U
M T G N I N E H P Y H T Q U S
V S T O K E P A L A V E R S E
S A S B L O O D I N G R Y E S
```

- ATTEMPT
- BLOODING
- CAROUSERS
- CESAREANS
- CLOUDED
- CONTUMACIOUS
- COUSINS
- DERANGEMENT
- GREENHOUSE
- HEADDRESSES
- HITCHHIKED
- HYGIENICS
- HYPHENING
- LANGUOR
- MOUTH
- PALAVERS
- PAVILION
- PLAYOFFS
- SCONCES
- STOKE
- TOWARD
- UNTRUER

Assorted Words 193

```
Z C X W M S I M E H P U E B T
T S N O I T N E T N O C N E O
N S T I H D N A T O L L W M R
M E Y W M F E E G L E Y Q N I
O A C N J P A K F I J J R Z E
N B L O W S I E R A D R S R N
O O S E G V X Q C U R R E N T
R A F E V I S S A P L I A Q A
A R A E L B I T C E L L O C T
I D X Y M B T P I L L O W U E
L S E W N I M P A L A S B V S
S X D U R Z S U P S T A G E D
Y Y S W O R R U F Y G S F R H
K S N A S S I G N A T I O N S
G N I L E L L A R A P T A X E
```

ASSIGNATIONS
ATOLL
BLOWSIER
CARDIGANS
COLLECTIBLE
CONTENTIONS
CURRENT
EUPHEMISM

FAXED
FUMBLES
FURROWS
IMPALAS
LURKED
MONORAILS
NEFARIOUS
ORIENTATE

PARALLELING
PASSIVE
PILLOW
SEABOARDS
UPSTAGED

Puzzle #194
Assorted Words 194

```
I P K E Y N O T E D I E I P W
B M P W X C R E E K S E H O O
L F A Q G R I B S H G U O L S
H R L A E Z I R A L U C R I C
A B S S C R S E C E J H R T A
L A I O C P A V G U C H W E R
L C E B X I O I Y N L I F S O
U T S L R N T A F W I A L T A
C E C I T N E R P P A G T S S
I R E T R Y A I A L W M G E T
N I G Z D R P E N H U O X A I
A A R E A L C S W Q T F W R N
T D E S U O H T O H S A E U G
E H E A T H E R D A G N C U D
S R E T E M O N A V L A G N R
```

APPRENTICE GALVANOMETERS RETRY
BACTERIA HALLUCINATES ROASTING
BLITZES HEATHER RUEFUL
BREVIARIES HOTHOUSED SLICE
CATHARTICS KEYNOTED SLOUGHS
CIRCULARIZE NAGGING
CIRCULATE PALSIES
CREEKS POLITEST

Assorted Words 195

```
Z E N Y M P H O M A N I A C S
P Q V U R E I N V E S T E D H
P M G I P P F G G M B K U Y O
O I O F T R E M I N D M E D A
W S G R F O U N D O I N G N L
E T E R T E M C B I L K I N G
R R S H A R R O G A T I N G Q
L I D C S V E E T D E F I A W
E A D E O I I I V U Y I B P B
S L Z N U U D T C E A D C Z T
S S J E E G T N A E S F D S J
N S O V J M O I A T E R F U F
E N I W T N E V N R I L E W M
S U D E T L E M S G B O F P Q
S E J W F G N I K C A S N A R
```

ARROGATING
AUTOMOTIVE
BANKING
BILKING
BRANDISHES
EMEND
ENTWINE
FLEECIER
GRAVITATION
MISTRIALS
MUDDY
NYMPHOMANIACS
PERSEVERE
POWERLESSNESS
RANSACKING
REINVESTED
REMIND
SCOUTING
SHOAL
SMELTED
TROMP
UNDOING
VOGUED
WAIFED

Assorted Words 196

```
N C R O W B A R S T R U M P S
S R O T A R E N I C N I K W L
E V E N T V H I I T R I B E F
N Y E N T H R O N E M E N T L
F G L R O E E D R F S D N E U
L T N L B I M G E D E H T B B
O C P I A G T P D W E R K T B
R C H S T I K A T I E D N J E
D R A S C H N M Z U R D R O D
S N L S H B G E S I O R L I S
H Y O L E T P I G I L U O I X
I E N S S W R R F N T A S P M
P J X B C Q O I O G O I C V J
T N E V L O S R G W O C L O S
I R E L L E W S K F L D O E L
```

BATCHES
CASEWORK
CONGENIALLY
CONTEMPTUOUS
CROWBARS
DOGFIGHTING
ELITISM
ENTHRONEMENT
EVENT
FLUBBED
GIRTHS
HORDED
INCINERATORS
INFERNOS
LOCALIZATION
LORDSHIP
MILDEWED
PORRIDGE
PROWL
SOLVENT
SWELLER
TRIBE
TRUMPS

Assorted Words 197

```
T R O U B L E S A A P R M M T
Y A W R O T O M W V D D A M S
X L R K S C A L P C Q B Z M C
L R W E S G R E T N U H M E A
G O E G I D N W P S A K M A L
I R O N N K N I V C R B L T L
I E E K E I C A P T I V E B I
O I N T S W T O L P U L G A O
V E E P S M A A L S O A J L N
G B S C O O P L I B I L L L I
G R W B S O F M S V G Z Q M X
R E L B B I R D E C E I T T U
S T C I R T S I D E R L N O F
P R O B A T I O N E R S L R Q
E S K C A J R E K C A R C A R
```

ALLEVIATING	HUNTER	REDISTRICTS
BLOCK	ISLANDS	RENEWALS
BOSSINESS	LAMBDA	SCALLION
CAPTIVE	LOOKS	SCALP
CRACKERJACKS	LOPPING	SCOOP
DECEIT	MEATBALL	TROUBLES
DRIBBLER	MOTORWAY	UMLAUT
FOSTER	PROBATIONERS	VEEPS

Assorted Words 198

```
J F A R D E F L E C T I O N S
S S I E A R T H S H A K I N G
Q D N L I F L S H T G N E L I
B Q R O I N C W T W K I G U N
P A R A I N E H O A X I N G S
F X B W O T A X O Q R K H I T
O R E A P B I P O N W B E J A
Y P E X R S K D M R O Z L Y L
U L E T C O A C E A A R V G L
S E N D U I N G A P C B S C A
P S Y E I S O E O L X S L H T
V B R R M X T S T B E O Y I
Z X I L B E T Z S S J I B A O
C O M P U T E R I Z E D P A N
Y K W W C H E R O O T S S R L
```

BARONESSES
BLACKBOARDS
BRATS
CAMPANILI
CHEROOTS
COMPUTERIZED
DEFLECTIONS
EARTHSHAKING
ENDUING
EVENLY
EXPEDITIONS
HOAXING
HONORS
INEXORABLY
INSTALLATION
LENGTHS
STOIC
TOGAS

Assorted Words 199

```
G E D Q A R T S O R I D I N G
S S E N S U O I D O L E M U O
U A T S I V Q U A L I F I E D
S K R O W E C I T T A L W N Q
W L X P K R O S E A T E H Z W
S D E D U O R H S L A C E B T
Q A B A K C H A R A C T E R S
Q F M A R K U P G D E I Z K X
U K V U T N U K E D T O E L Y
I H Q A P Q S R J X A N S F I
E G N I F I O C A S T I N G S
T W H R X E C N A R E B U X E
E G N I T P I R C S C P D R N
S T N E M E E R G A S I D C A
T S T A O B L I A S K I E D C
```

ACETATE
CASTINGS
CHARACTERS
COIFING
DEFLECTION
DISAGREEMENTS
EXUBERANCE
LATTICEWORKS

LEARNS
MARKUP
MELODIOUSNESS
NUKED
PUMAS
QUALIFIED
QUIETEST
RIDING

ROSEATE
ROSTRA
SAILBOATS
SCRIPTING
SHROUDED
SKIED
VISTA
WHEEZES

Assorted Words 200

```
F L U C T U A T I O N P V G P
S S P C O W I N E F F A B L E
T N M G U M O S C I L L A T E
A V O I N C P O D D I P Z S J
K A F I L I K A Z A A I Y S R
I T Y P T E T O C Y U T W D E
N T V L N A M E L T T A C E D
G E J Q E C N C V D R T D Z E
A D T S K R N G I O I I P R P
S L V J K D E V I H C N G E L
H U F F I L Y M M S T G G R O
O J A C K K N I V E S E W O Y
W H W S E S U T P Y L A C U E
E W E N O H P O M A R G N T D
D N O I T C I L E R E D F E D
```

ASSIGNATIONS	EUCALYPTUSES	PALPITATING
CATTLEMAN	FLUCTUATION	REDEPLOYED
CHIVED	GRAMOPHONE	REROUTE
COMPACT	HUFFILY	SHOWED
COVETING	INEFFABLE	SMILE
CUCKOLDING	JACKKNIVES	STAKING
DERELICTION	MERELY	VATTED
ETHIC	OSCILLATE	WOOZY

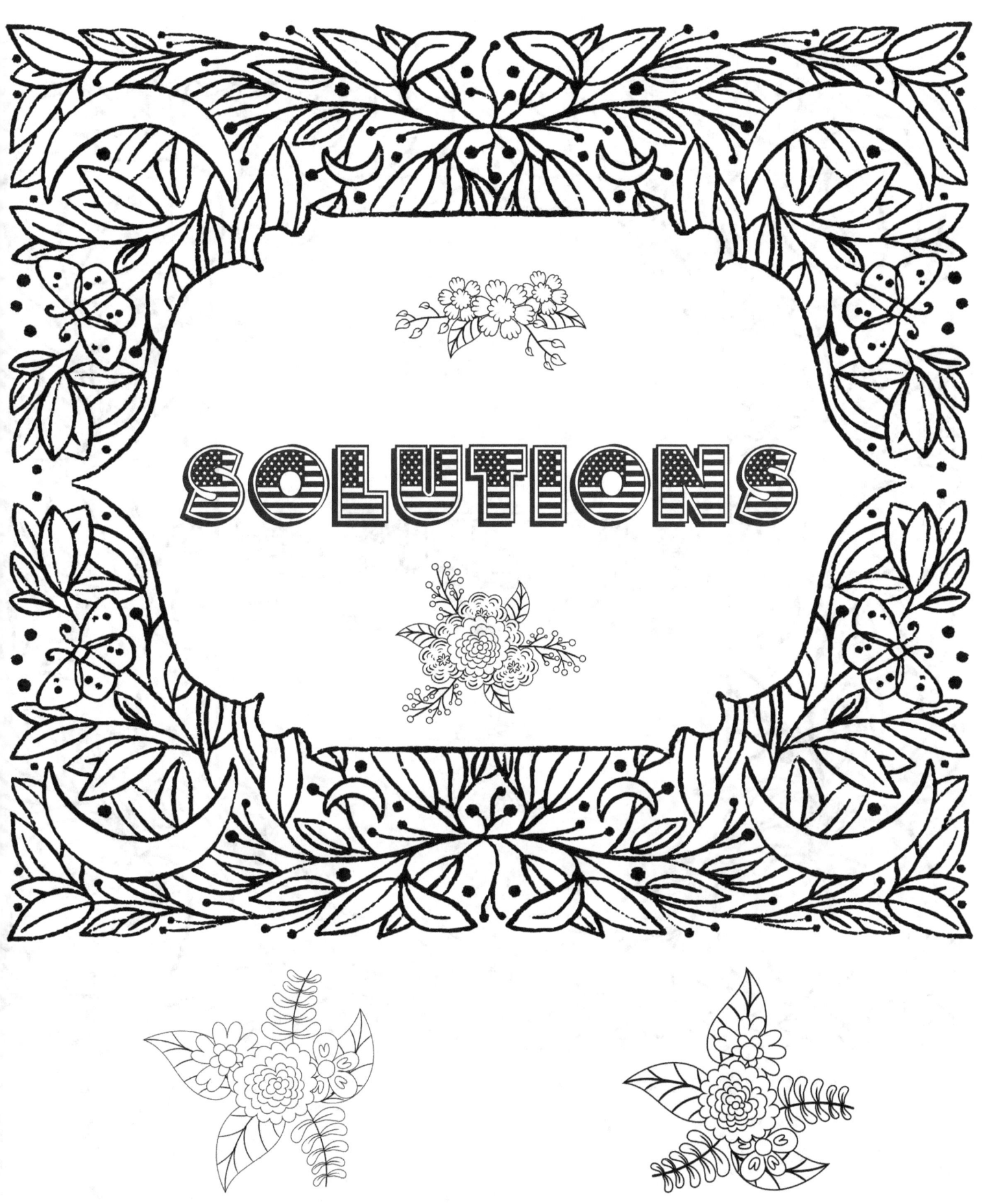

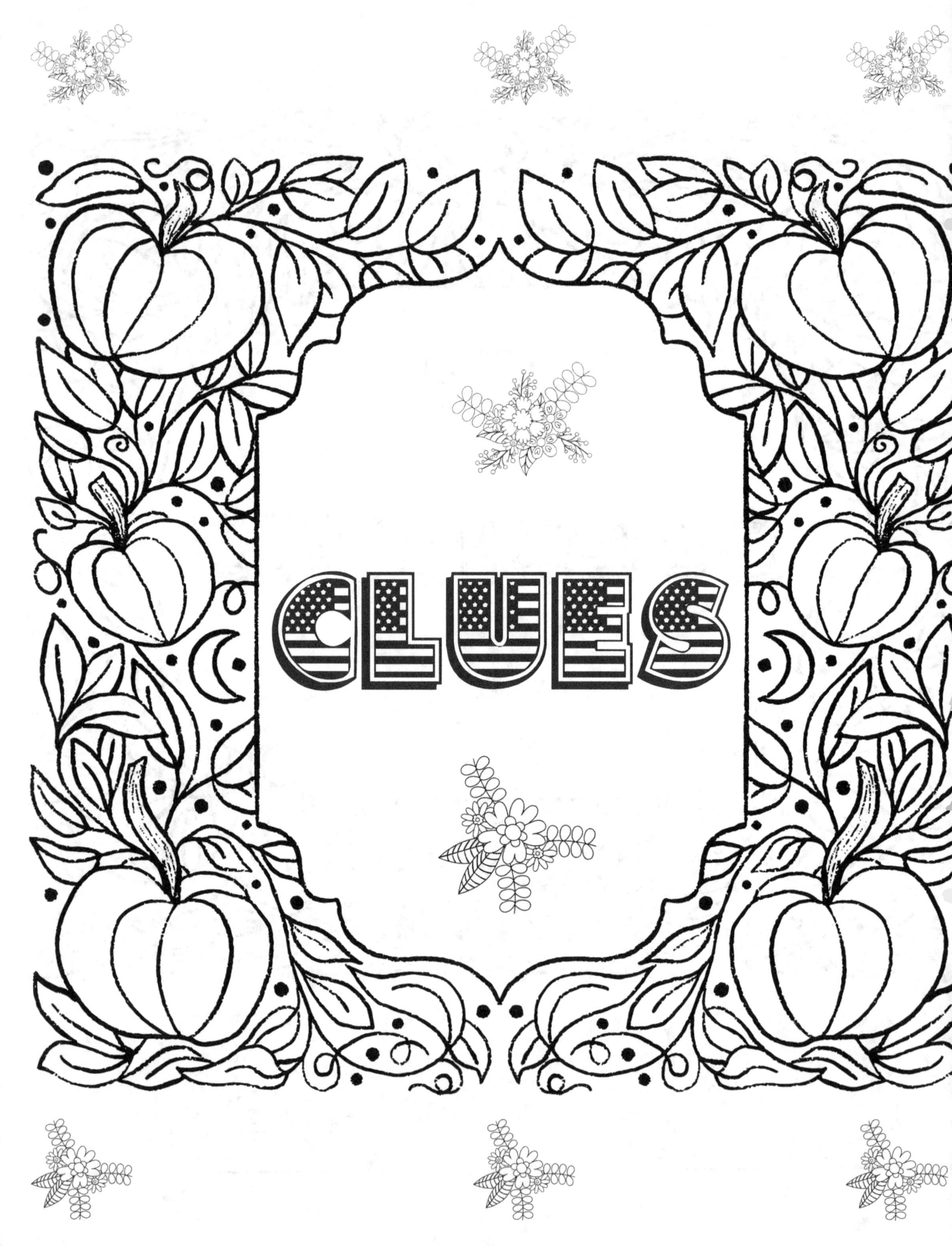

Puzzle # 1
ASSORTED WORDS 1

```
        S   C O N S U M I N G
      A C C E L E R A T I O N
F P       D   S E     A           A
A H         I O D O L     E       B
L I     G     S   H E R S   H     S
S L     N F         T I T S   C   O
E A D M A I L E D A T X U     L
T N     E   G K     G     C T E V
T D       R   U   C R         E D E
O E       R C S U L L O M R S
  R K     E A     F S               P
  I   C     S   W F D E A V I V
  N       I N H A L A T I O N S
  G           R       Y E L P P I T
Y L E V I T C E F F E N I
```

Puzzle # 2
ASSORTED WORDS 2

```
P   G         S U O I V I L B O
E   E N I L D R A H         W R
R T   R I                   H O E
P   E     O T G N I I B I L A P
E R P R     T A             T F T R
T E E S A B A L             C I H O
U P D S F C     N O         H S L S
A T D   U R H     I P       E H E T
T I L     B T A I     M A D   S I
I L E     U     A C C     O R   S T
N E D     L         I T K Y N T   U
G S       G             H U P K E X T
D O O H I L E V I L R E O D E
        S G N I T I B       E A O S
            G R A V I O L I S S H
```

Puzzle # 3
ASSORTED WORDS 3

```
            D E R U T A I N I M
          T A O B W O H S
    Y   K I D N A P E R       Y
D E L D D E M     S   H     A
E X P L E T I V E D     C     P
      F A L C O N     N   S P N
        C H O C O L A T E O
T     E T I N I F N I T       D N
  N       O A B             S M
M I N C E S E R E N A E M E
      O           I B           M
S C U L P T E D S N E           B
H C U S E N O N K     G G       E
  T A R K S U M S         L     R
L E T S A P   G             A S
```

Puzzle # 4
ASSORTED WORDS 4

```
S P E N D S T       G N I P P A T
  W R A N G L E M U L L I N G
D I G R A P H S L               C
        F         D T         I C
  H     F C S   E     N       L A
  Y       I   U L B     A     L R
  P       R   S U             G A R
L H C O M M E N T A T O R R   I
E E H T A W S     I O H       I A
G N   S T S O H N     D R N E G
A A     I E E R G E D I E S E
T T C H O M P S T I K S A V
I I   N                   R N O
N O   S           T P M E E R P
G N         Y G G U M     D
```

209

Puzzle # 5
ASSORTED WORDS 5

		S	U	A	E	T	N	A	M	T	R	O	P	
H	G	D			S	H	O	W	E	R	I	E	R	H
E	Q	N	E		D	E	N	E	T	S	I	L	G	E
A	U	C	I	V	R	E	L	B	M	A	E	R	P	M
R	A	I		T	A	E	T	E				J		A
T	S	R	N		N	L	N	A	V			U		T
B	A	C		A		I	S	I	C	E		M		O
R	R	U	H		B	Y	R	O	L	E	R	B		L
O		M	I		R	L	P	F	R	F	O			O
K		C		C		U	E	E	F	I	E			G
E		I			O		T	R	U	S	A	D	I	
		S	C	A	T	E	R	W	A	U	L	E		S
		E	T	U	N	I	M	Y			P	B	T	T
		S	O	V	E	R	H	A	N	G	I	N	G	S
				E	T	A	R	E	N	I	C	N	I	

Puzzle # 6
ASSORTED WORDS 6

				P	O	R	T	R	A	I	T	S	E	
					G	R	A	D	U	A	T	I	O	N
N	O	I	T	C	E	P	S	O	R	T	N	I		
				A	E	T	A	I	N	M	U	L	A	C
	E			O	B						H	R	N	
		L	E	L	B	B	I	R	D			Y	E	G	P
Y	S	K	L	O	F		E	R				D	P	L	U
	A	I				F	B			R	A	E	B
D	D	E	T	U	P	M	O	C	I			O	I	M	L
W	E	E		E		T	H	E		L	P	R	E	I
A		I	L		L	I		T			O	E	N	C
	L		T		I	D	C		A	N	D	T	A
N		L	T		E					I		S	N
U				A	A	D	R			C	P		S
T	S	T	L	O	V	R	B		S		S		O	

Puzzle # 7
ASSORTED WORDS 7

				R	E	D	W	O	P	N	U	G	
			S	T	S	I	G	O	L	O	Y	R	B	M	E
		S	E	E	G	A	G	T	R	O	M			
F				Y		P	A	V	I	L	I	O	N	
A			O	V	E	R	S	U	P	P	L	I	E	S
L	C				C	M	A	L	A	D	R	O	I	T
S		C		U		T	H	E	S	I	S			
I			E		T		G	G	I	W	I	R	E	P
F			L	T			L		D					
I	S	W	I	P	E	M	P	L	O	Y	E			
E				R	R			B		R				
D				S	R	A	B	E	D	E		E		
	E	X	P	E	N	D	I	T	U	R	E	S		H
	O	R	A	N	G	E	A	D	E	S				
G	N	I	Z	I	L	A	T	I	P	S	O	H		

Puzzle # 8
ASSORTED WORDS 8

T		S	E	C	N	E	D	I	C	N	I			
	H	O	L	L	I	E	S	E	T	I	S	B	E	W
M		G	N	I	L	I	C	N	O	C	E	R		
I		H	I	V	E	S	T	E	E	T	O	T	A	L
S		C		R			D	E	N	N	I	H	T
A		O		H		S		E					E	
D	Y	T			T	R	E		M				X	
V		T	F	E			R	E	H		M		P	
E		O	I	O	L	C	R	O	G	S		A	U	
N		N	R	L	O	B	O	A	F	A	I		R	
T		T		C	I	T	A	N	I		L	M	G	C
U		A			A	B	B	R	I	N	K	S	A	
R		I			M	E	A	O	C	Y			T	F
E	E	L	I	S	S	I	M	D	L	D	A			E
S	P	H	A	R	Y	N	G	E	A	L	A	L	D	

Puzzle # 9
ASSORTED WORDS 9

```
S   S S E N L U F E T I P S
U   R             J U T T I N G
B   O P A R A D I S E S   M S
U   O G D F R E E D M A N A H
R   M   N E N T H R A L S S R
B   E       I G A D C M     S I
A   R         B N G I N A I   E E
N K         O   I A L U V S S K
I E         L     T H I O I     S
N N N E D D O R T E R V W T
S N E G R E L L A   L   I E Y
I E E Z I R E T U A C L     C R
G D E T C E L E E R       U
N S T E N O G R A P H E R B
E G R A L   M I S C R E A N T
```

Puzzle # 10
ASSORTED WORDS 10

```
S E S R E M M I N U R I N G
              G N I L E E K
    D A Z Z L E N O T E L E K S
    S N O I T A R U J D A
S B E A T I T U D E S P A R K
S E Y Y G O L O T N O R E G
K   A G     D I S A B L I N G
E G   T O   S E H C R A L
T R   E N   T C E J B O
C A S C A D E   Y L R E T T U
H M E     S U O R T A L O D I
I M   X     G N I L B M A H S
E E     T N E R E V E R R I
R S     R C O N F A B B E D
      G N I T A R E M U N E
```

Puzzle # 11
ASSORTED WORDS 11

```
    S E I T I R U C S B O
    D S     O   E V I S U B A
F D E N O R I   P           C
    E   Y O G   L       O     C
M P E   A M A     I         U M
I A B B   W E B     N   L   S A
T L   R L   S D Y     G   B A C
I M Y M A E R D   E         T K
G E   S   W R       N       O I
A T   T       L         O   R N
T T   R     L I F T E D M Y A
E O   U R E C O N V E N E     W
D E   T A R O T S G           S
T S O R F A M R E P O S E
    D E I P O C O T O H P
```

Puzzle # 12
ASSORTED WORDS 12

```
    R   D   D A E H K C A L B
R   E D E Y X O P E
    E   S   S       C A       I
    S M L U S S     A   L     M
L   P A   T E O     R     E   B
O   V U R   B I R I         R E
C P I D K K   O Z C         R C
A O A A N O I S N A P X E E   I
L L N N     O     T R       A L
S E D U       H   U C       M I
N S S M   E T A P R I T X E T
I T E M E N D A T I O N S R   I
P A         B U N G H O L E
P R E T A I T A R G N I       S
Y       S N O I T P M E X E
```

Puzzle # 13
ASSORTED WORDS 13

Puzzle # 14
ASSORTED WORDS 14

Puzzle # 15
ASSORTED WORDS 15

Puzzle # 16
ASSORTED WORDS 16

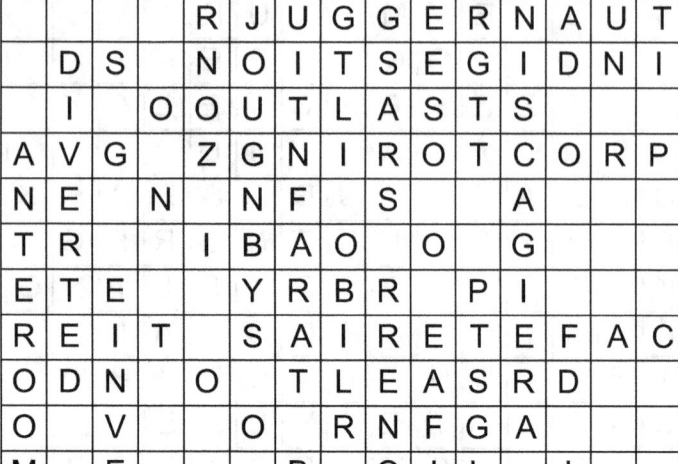

Puzzle # 17
ASSORTED WORDS 17

```
  B           F
    I   R     R O T A T I M I
H     S S E C A F R U S E R N
  A   D E C L A S P S       V
    R I   X H C A O C A     I
B Y L S U O U G I B M A K   G
R S L D H G   A   N       E O
A H A   E N D L   O         R
S A   I U D R I E I   R     A
S M   N Q A   T H T   H     T
I E   F     E N   O C Y   C I
E L   U           C   N T   N
R E   L   R E G A E M Y I   G
E S   L G N I P P I R D E H
S S     Y S P U T T E R E D K
```

Puzzle # 18
ASSORTED WORDS 18

```
    C O M P E N D I A
          H A N D L E B A R S
G     P L A Y G R O U N D
  R   P L A C A T E D     T C
    E T A T O N N A P     O O
I M P E A C H E D     I   N N
      D E L L E U R G P I S
T S R E N I M R E T E D E U
R     C O N S U M E R I S M
A   L R I G L O O H C S T M
G D E T N U B S C O U R S A
M I A L C E R   C I B M A I T
C D E V A L U E D         I
S S R E D N E V O R P     N
S N O S R E P R I A H C   G
```

Puzzle # 19
ASSORTED WORDS 19

```
  G N I Z I D R A P O E J R P
D I S C R E T I O N A R Y E E
      E   Y   S         P N
D Y A W O N L   T     L U S
E         D   L   R   U   I
C C       A S A   A S   S V
O   N         R A I   T   I E
R G   A         E M R I   O N
A   U C L I M A X P A E   N E
T     L   U         S R P   S
E       L   B         E O M S
D C O N F I R M I N G   D I I
          B   A   A M A R D
              L S E X E D N I
    I M P E R F E C T I O N
```

Puzzle # 20
ASSORTED WORDS 20

```
B Y         N E T R A M H
O E T A T I L I M       S O
R E Z I M O T A         O R
S     L       S     O L S
C U L U R I D N E S S P A E H
H H H   T   B E   L   E R B E
T   C E   A I P     B R I A A
I     N       N D P   A A C R
    G       S O   S A U I N F K T
    H     E   R   R L A D F F L
    T     R   B   E Y S A   A
S E T A L U M R O F W T K   N
I N V O L V E D       O I   D
E   J U N K E T I N G R C S
D   S U O U T S E C N I G
```

213

Puzzle # 21
ASSORTED WORDS 21

Puzzle # 22
ASSORTED WORDS 22

Puzzle # 23
ASSORTED WORDS 23

Puzzle # 24
ASSORTED WORDS 24

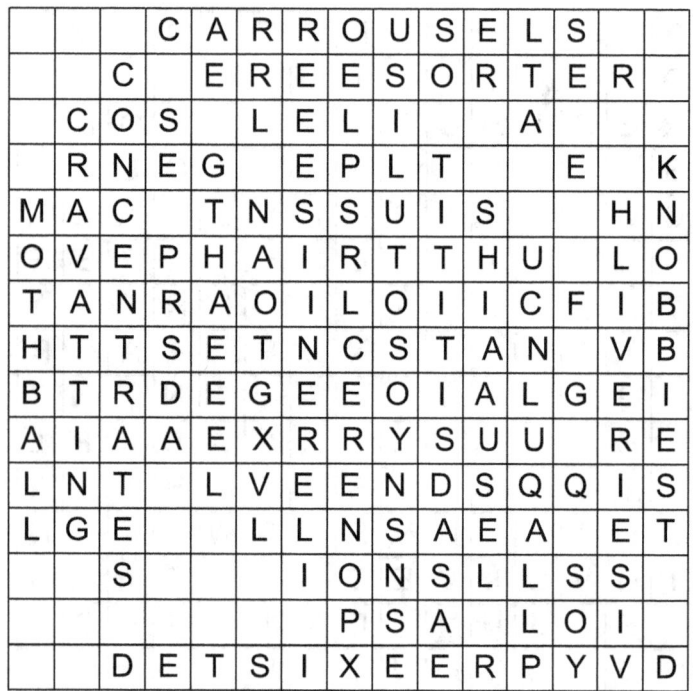

Puzzle # 25
ASSORTED WORDS 25

G	N	I	T	O	N	E	D		Y	P	P	O	L	S
Y	L	L	A	U	T	N	E	V	E					
S				P	E	K	A	R	D					
L	R	G			E		D	R	U	D	G	I	N	G
E	U	O			C	L		R						
C	S	A	E	P	K	C	I	H	C	E				
T			S	H		E	B			V				
U		D		S	E	R				E				
R			Y		I	R	K	I	T	T	E	N	S	
E	D	R	U	G	S	T	O	R	E	S				
S	A	N	D	A	L	L	G	N	I	D	N	O	F	
C	I	G	L	A	R	U	E	N	N					
S	L	I	V	E	R	E	D	X		O				
S	A	R	D	I	N	I	N	G	I		C			
			D	E	T	A	I	C	A	M	E			

Puzzle # 26
ASSORTED WORDS 26

G	R	C	E				R	E	F	L	E	C	T	
C	N	E	A	Z	O	V	E	R	A	C	T	E	D	
A	I	I	N	I	C	A								
N	S	L	K	V	T	O	G	N	I	X	E	V		
	T	S	R	A	A	I	R	U						
		A	E	E	E	S	G	K	E			G		
			N	L	T	N	S	I	I			R		
T	R	O	P	S	K	D	S	S	E	D	N		I	
T	S	I	G	O	L	O	E	A	H	C	R	A	G	M
Y	R	A	T	I	D	E	R	E	H		S		A	
R	A	N	S	A	C	K	S	O	H				C	
S	G	N	I	R	U	O	P	T	U	O			E	
	C	O	N	C	U	B	I	N	E	S			D	
O	V	E	R	T	A	K	E		A	W	N	I	N	G
		H	A	R	M	F	U	L	N	E	S	S		

Puzzle # 27
ASSORTED WORDS 27

	P	A	S	S	W	O	R	D					P	
	P			S	R	E	I	F	I	N	G	A	M	R
	O	C			E	E	T	A	R	G	E	T	S	O
	S	S	O			N	D	E	L					T
S	I	D	E	N			S	N	D	L				R
	T		E	Z	F	R	I	S	E	A	I			A
	I	E		N	I	I	E	N	E	F	R	T		C
N	O		N		O	T	S	D	U	L	E	G	S	T
O	N		N		H	E	C	A	R	W	D	E	E	
V	A			I	A		N	A	E	I	A		D	
E	L		J	O	U	L	E	S	G	T	N	N	L	
L					V	N		A	I	K	G			
L	E	F	T	O	V	E	R	S	I		M	O		
A	S	R	E	R	U	S	U			U		E	N	
			G	N	I	N	O	G	G	O	D	S		

Puzzle # 28
ASSORTED WORDS 28

S	N	O	I	T	P	E	C	R	E	P				
			I	N	T	E	G	R	A	T	E	D		
R			Y	R	A	T	E	N	A	L	P	C		
E		E	X	C	O	R	I	A	T	I	O	N	S	
P	A	R	T	T	A	R			C			N		
A			D	E	W	O	L	L	O	F	F			F
S	C	O	N	G	E	N	I	T	A	L	M	L	A	O
T	E	Y	L	B	A	T	I	D	E	R	C	I	L	G
E		I	D	E	A	L	E				C	T	G	
D		T	A			L					T	E	Y	
	R	E	S	I	N	O	U	S	P	S		E	R	
		S	M						M	N	D	E		
			L		N					O	I	D		
	Y	C	N	E	D	N	E	P	E	D	O	C	K	
W	I	L	E	S	G	R	U	B	B	I	N	E	S	S

Puzzle # 29
ASSORTED WORDS 29

Puzzle # 30
ASSORTED WORDS 30

Puzzle # 31
ASSORTED WORDS 31

Puzzle # 32
ASSORTED WORDS 32

Puzzle # 33
ASSORTED WORDS 33

```
    C   B Y L E S O O L
        H O Y T I L I B A I L P
L P   C R       H S U L P       E
I U   O O     T S I H W         Q
B N   Z N L M   N A V I D       U
E O J Z   I E         N E       I
L U S U   L   S D       G B     V
E T T E R S E X E L F   U       O
R F I   T E C N E U L F N O C
S L G E S E D       M   K       A
  A R   L D H           I       T
  N E     B L C         N       I
  K S       M I A       G       O
  E S         U U M             N
  D             R G             S
```

Puzzle # 34
ASSORTED WORDS 34

```
    I M P O V E R I S H E D
            C     B   Y S
T           O     O S   A K       V
W           N     T     T   R L   A
I           S     T       S R A   C
R           T     L E C N E D A   C
L       S E I F I T O N       H   I
I M P E R S O N A T I O N       C N
N D C O N S I G N S               E
G   I     A   E Z I R E V L U P
      V T     H L U R K I N G
C O P Y I N G     S
        O N           A
        N     E           G
              E S C A P I N G
```

Puzzle # 35
ASSORTED WORDS 35

```
G N I T A G R U P X E
N T I M P E R T U R B A B L Y
A G N I D N E B   S
R N A E R O A D B L O C K
C U C   M Q U E E R E R
I T Q   R E M E R T X E C
S H U       G N I L L O L A
S A I C       S N E P M A D   M
I T T   L U N W A S H E D
S C S     O I N T R U D E R
T H   C I R C U I T R Y
S E         K T E R A B A C
  S     D E T S I M
E X H A U S T I O N
N O R M A T I V E   G
```

Puzzle # 36
ASSORTED WORDS 36

```
      E   S   F O R E S T E R S
        L   E S   R E V A U Q
R G N N E   P E T S I L U C O
  E N G O C E O L R R Z
      K I I I T N C B E E Z
D   A L S T I I S U U E U
G E A S M W R N O L O O G U F
P N V U E E A E E N O R D A Q
L   I R T S C R T V E S C E V
O   K L E I I A B N R E A I R
T S   N L S S T E   U E R G M
T   C   I I B M R P     O T E
E     O   L V O   O       C N D
D       P   S A     M         I
P A L A V E R E C T O R I E S
```

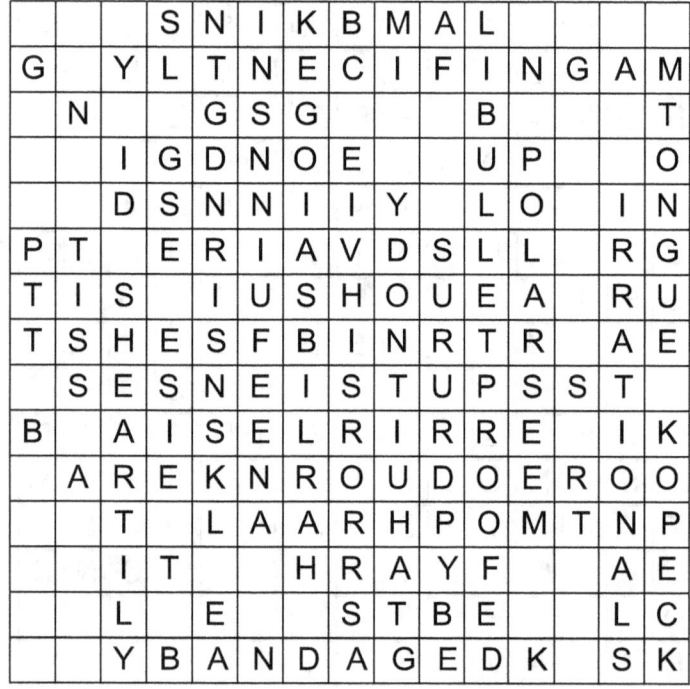

Puzzle # 41
ASSORTED WORDS 41

Puzzle # 42
ASSORTED WORDS 42

Puzzle # 43
ASSORTED WORDS 43

Puzzle # 44
ASSORTED WORDS 44

Puzzle # 45
ASSORTED WORDS 45

Puzzle # 46
ASSORTED WORDS 46

Puzzle # 47
ASSORTED WORDS 47

Puzzle # 48
ASSORTED WORDS 48

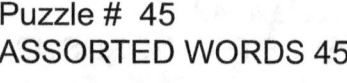

Puzzle # 49
ASSORTED WORDS 49

Puzzle # 50
ASSORTED WORDS 50

Puzzle # 51
ASSORTED WORDS 51

Puzzle # 52
ASSORTED WORDS 52

Puzzle # 53
ASSORTED WORDS 53

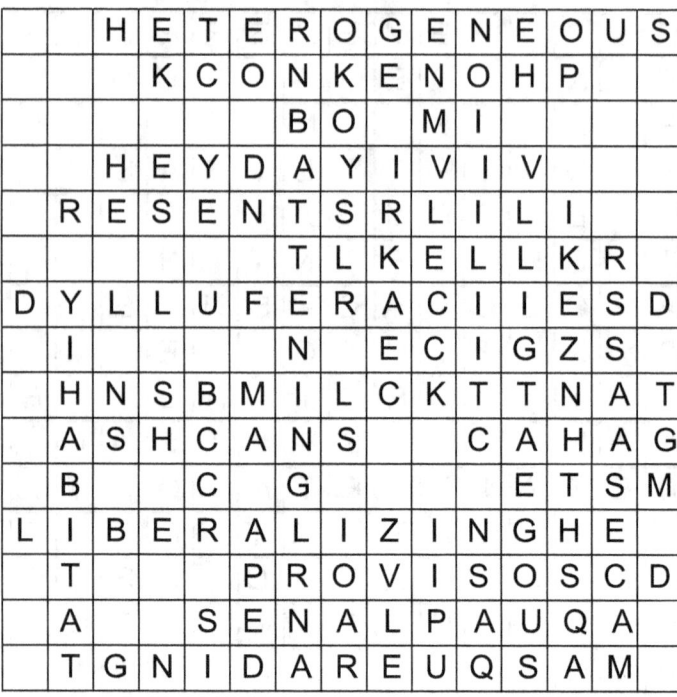

Puzzle # 54
ASSORTED WORDS 54

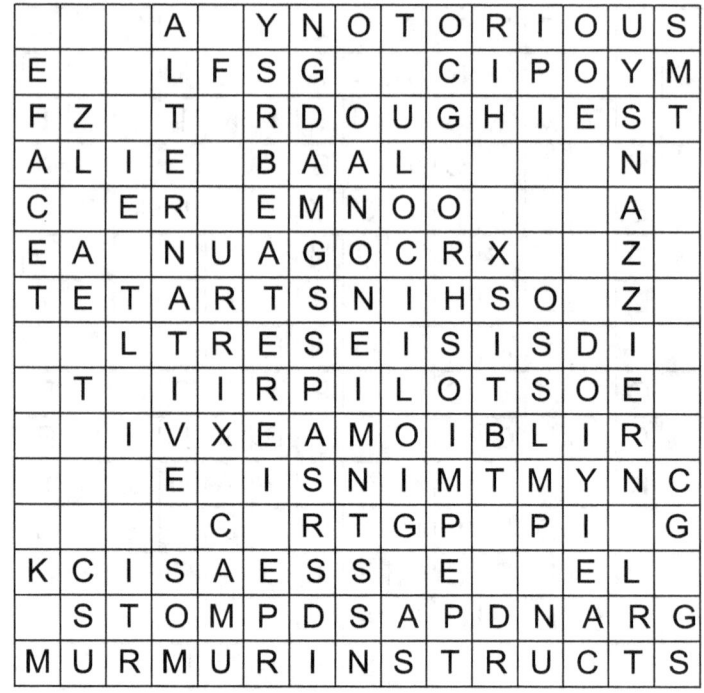

Puzzle # 55
ASSORTED WORDS 55

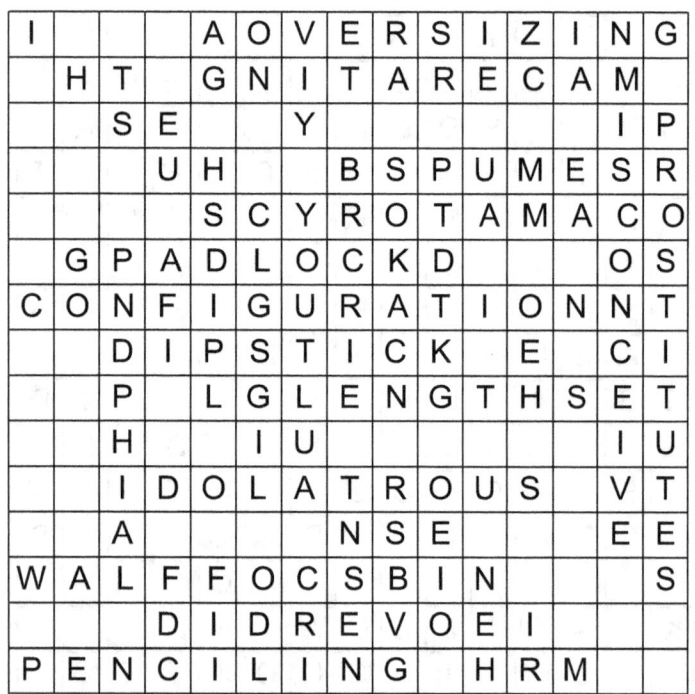

Puzzle # 56
ASSORTED WORDS 56

Puzzle # 57
ASSORTED WORDS 57

		S	D		S	T	R	U	T	T	E	D		
	T			S	E	M	E	L	D	S				
	U	S		B	E	P		G						S
	B	T		R		N	P		A					W
	E	R	N	O			S	E		K				I
P	D	E		A	T	F	O	U	T	L	A	I	D	T
L	R	T	E	D	D	N	F	H	O	S	T	E	D	C
E	O	C		S	S	N	E	U		I	R		L	H
B	W	H		I	R	K	E	M	T		V	O		E
E	S	I		D		A	C	C	A	S		E	O	R
I	I	N		E			O	A	S	M	E		D	D
A	N	G		S			Y	C	L	E	R	Y		
N	E		H	O	C	K	E	D		S	D	A	D	
S	S				Y	R	I	U	Q	N	E	E		
	S	G	N	I	T	S	E	F	I	N	A	M		R

Puzzle # 58
ASSORTED WORDS 58

C				A	I	D	E	M	I	T	L	U	M	P
	I		S	E	I	R	E	T	T	O	L			R
		N	S	E	G	N	I	T	F	U	T			O
Y		E	N	S		R	E	T	S	L	L	O	P	
H	L	S	H	O	I				E					O
E	E	E	T	I	T	C		C	L					R
N		T	L	Z	S	T	A	O	O		E			T
C	E	E	Y	A	P	I	I	A	M	M			M	I
E	B		N	L		N	L	U	E	M				O
F	I	D	T		O	A	T	L	O					N
O		G	L	N		U		G	C	C	C	D		
R		K	C	A	J	E	L	P	P	A		U		E
T			D	M		T		A		T		L		
H			Y		Y		T		K		N			F
G	N	I	L	D	N	A	H	N	A	P			A	

Puzzle # 59
ASSORTED WORDS 59

	B		C	O	O	R	D	I	N	A	T	I	O	N
M	L	A	R	E	T	A	L	S	L	L	O	R	N	U
O		E	T	Y	L	L	A	C	I	T	N	E	D	I
T		S	X	H	T		R	O	U	G	H	I	N	G
H		T	C	R	N		R	O	S	I	V			
B	E	G	N	H	O	A	S	M	Y	R	R	H	P	
A	W	R	C	U	E	A	O	S	L	E				U
L	A	O		B	M	N	M	A	E	R				R
L	T	F	I		D	N	G		E	B	G			P
S	C		F		C	S	E	G	E	L	L	A	E	O
	H	E		S		B	I	A		P	L	S		
		D	E	K	N	O	C		S	B				E
		S	Y	C	A	M	I	R	P	S	L		D	
P	A	T	H	O	L	O	G	I	S	T	S	A	E	
	Y	L	S	U	O	I	T	N	E	T	E	R	P	

Puzzle # 60
ASSORTED WORDS 60

	H	O	R	T	I	C	U	L	T	U	R	E	R	
C	O	U	N	C	I	L	O	R	S				E	
S			Y				E	G					S	I
	R	B	P	L			M	R			C	T	N	
I		E	L	R	S		A	M	A		O	A	D	
M	E	S	T	O	O	U		D		E	F	N	R	I
P	X		G	S	O	M	O	J	E			T	T	V
E	T		O	I	D	I	U		G		I	E	I	
L	E		S	L	N	S	S	G		L	N		D	
L	N		H		I	I	T	E	I		U		U	
I	S	B	M	U	H	T	P	M	R	I	B	A	B	A
N	I	C	O	N	D	U	C	E	S	E	M	M		L
G	V		S			N			A	R	A	S		
D	E	S	A	L	I	N	A	T	E	S		M	A	
D	E	A	D	L	I	N	E	S	C	E	N	T	E	D

Puzzle # 61
ASSORTED WORDS 61

Puzzle # 62
ASSORTED WORDS 62

Puzzle # 63
ASSORTED WORDS 63

Puzzle # 64
ASSORTED WORDS 64

Puzzle # 65
ASSORTED WORDS 65

	E	Z	I	R	A	L	U	G	E	R				
					S	E	T	A	P	L	U	C	N	I
					E	X	C	E	S	S	I	V	E	T
	D	C	O	D	G	E	R	S	N					A
	I				E					O				R
	S		C	H	A	L	K	B	O	A	R	D		M
T	P	E	R	O	T	C	E	L	L	O	C	O		A
E	E	Y	N	N	S	N	H	R	G				C	C
A	L		T	O	G	D	E	U	A	N				K
R	L			I	B	N	N	S	M	P	I			I
O	E			S	C	S	I	A	N	B	P	Z		N
O	D	F		E		U	S	K	T	O	L	A	I	G
M			I	D			A	O	A	S	C	E		S
S				E				P	R	U			R	
					H					C	Q			

Puzzle # 66
ASSORTED WORDS 66

M		G	N	I	X	O	M	M	U	L	F			
A	M		B	R	A	I	N	S	T	O	R	M	E	D
S	A	C	O	M	M	I	S	E	R	A	T	I	N	G
Q	M		M			S		F				S	G	T
U	M		B				S		I			U	L	W
E	O		I					I		N		P	A	I
R	T	D	N	O	E	G	D	U	L	B	A	P	D	C
A	H	O	G		T	A	N	G	Y	B		L	D	E
D	S	L	S	Q	U	E	A	S	I	E	R	A	E	
E		L	D	E	G	O	L	A	T	A	C	N	N	S
S		O		Y	Z	Z	A	J		V		T	I	
		P	R	I	C	K	S			E			N	
B	R	E	A	D	W	I	N	N	E	R			G	
		D		T	S	I	T	A	M	S	I	M	U	N
	H	C	T	I	W	S	L	A	N	I	G	R	A	M

Puzzle # 67
ASSORTED WORDS 67

	I	N	D	I	C	T	M	E	N	T	S			
	E	Q	U	A	L	I	T	Y						
	N		S		G	N	I	D	N	O	F			
G	D	Y	D	E	I	S	P	O	T	U	A			
	U	O	C		S	R	E	T	I	B	K	C	A	B
	R	A	O	N		S	J	A	S	M	I	N	E	S
	A		R	R	E	D	A	C	O	R	B			
	B			D	K	R	N	E	I	G	H	B	O	R
	L				S	N	R	S	E	V	A	T	C	O
D	E	I	P	S	E	M	O	U	E	L	D	D	O	C
G	N	I	G	G	I	R	A	B	C					
	M	U	T	A	T	I	O	N	S					
	E	X	E	C	U	T	I	O	N	E	R			
						C	R	E	E	P	I	E	S	T
		O	H	C	A	P	Z	A	G					

Puzzle # 68
ASSORTED WORDS 68

			S	R	A	T	I	O	N	A	L	I	Z	E
				E	K	A	N	S	E	L	T	T	A	R
			N	A	T	I	L	O	P	O	M	S	O	C
C		B	E	D	R	A	G	G	L	E	D			
	L		R	K	C	O	R	F	T	I	M	B	U	S
E		A	S	O	G		M	E	S					
M	L	S	I	E	N	N	R	A	V	U				R
	E	B	T	M	L	T	I	E	N	E	D			I
		R	A	N	I	I	O	P	L	C	S	O		F
		O	C	N	E	N	U	S	P	A	E	S	X	L
	P	W		U	E	N	G	G	A	I	B	S	A	E
	A	S			R	I	O			U	U	E		D
	N	E				I	L	P			R	Q	L	
	S	R					C	A	P			U	E	
	Y	E	T	A	M	P	I	H	S	O			S	

Puzzle # 69
ASSORTED WORDS 69

U	N	L	A	C	E	S	H	T	E	I	T	R	O	F
	S	E	H	S	A	L	U	O	G		E		S	
	C	O	N	S	T	R	A	I	N		D	L	L	
F	E	R	R	E	T	I	N	G			H	I	I	
				M			L	Y			E	V	M	
	H	S	I	R	U	O	L	F	A	L		A	I	N
		S				W			C	B	D	D	E	
T	S		L	M			R			I	E		S	
D	A	R		E	A			D	O	S	A	G	E	S
S	E	T	E		P	N			L	H			A	F
A	A	T	I	K	C	A	N	O	N	I	C	A	L	M
	L	I	R	B	A		H	E			V	N		
		L	D	I	A	B		C	D			I	A	
		I	E	G	H	S	E	I	T	N	A	C	S	
			V	M		R	A	V	I	N	E	D		

Puzzle # 70
ASSORTED WORDS 70

			S		L	I	N	G	U	I	S	T		
				E	N	V	I	O	U	S	N	E	S	S
			T	H	R	E	A	T	S	V			A	
A			D	O	S	S	I	E	R	A			B	
R	N		S	K	I	D	S				C		L	P
O	T	S	P	I	H	C	A					A	I	H
L	G	T	I	T		S	P	E	C	I	M	E	N	O
D	A	N	A	C	N	M	U	C	K	I	N	G	G	T
B	E	N	I	T	I	E	S	I	D	A	R	A	P	O
R	R	O	D	N	P	M	L				F		G	
	U	E	I	N	E	A	L	L					R	
		B	V	T	U	M	T	U	O				A	
		U	I	O	O	M	I	N	R				P	
			S	U	M	H	O	N	N	C			H	
T	I	Z	Z	I	E	S	Q	E		C	G	A	S	Y

Puzzle # 71
ASSORTED WORDS 71

C	D	E	X	I	F	E	R	P						
G	I	E	C	N	A	W	O	L	L	A		U		
	N	T	Z		R	O	E	B	U	C	K	N	H	
E		I	A	I		S	V					R	A	
	T	G	L	M	T	E	R	D	I			I	N	
		A	N	B	G	A	D	I	R	T		P	K	
	M	E	D	I	M	I	M	I	A	A	A	E	E	
D	O	X		I	S	E	T	I	S	F	Z	G	R	R
O	O	C			C	R	S	S	L	A	F	Z	E	I
S	N	I			U	U	S	A	C		A	I	N	
S	S	T				L	B	I		C			G	
I	T	E	Y	E	L	E	T	E	S	D		A		
E	O	S	Y	A	W	D	A	O	R	I				
R	N		I	N	C	R	U	S	T	E	D			
		E	D	I	V	O	R	P	T	A	O	R	H	T

Puzzle # 72
ASSORTED WORDS 72

	N	N	H	I	S	T	O	G	R	A	M			
G	A		E	O		N	N	G	S	N				
L	N	L	Y	R	I	D	R	O	N	R	I			
A	A	O	L	L	D	T	E	E	I	I	E	V		
M	N	L	I	H	L	A	N	T	T	T	B	I		
E		E	E	R	S	I	C	O	T	O	N	O	H	
N	R	S		S	B	R	I	H	I	O	I	M	E	S
T	A	C	E	H	T		E	T	C	F	T	B	E	R
A	P	L		R	O	H		U	U	D	I	R		D
T	A	U			I	M	E		G	R	N	D	A	
I	C	E	S			M	I	T			B	A	O	C
O	I	I		T			R	E	I	L	F		R	C
N	O	N		A				R	C					G
S	U	G		E	N	C	O	D	E	R	S			
		S		G	N	I	R	E	D	D	A	L		

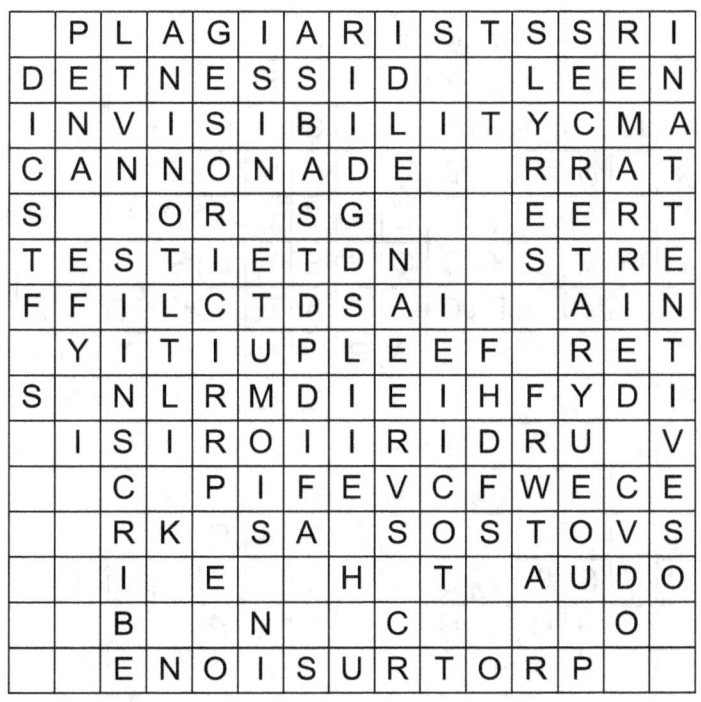

Puzzle # 77
ASSORTED WORDS 77

Puzzle # 78
ASSORTED WORDS 78

Puzzle # 79
ASSORTED WORDS 79

Puzzle # 80
ASSORTED WORDS 80

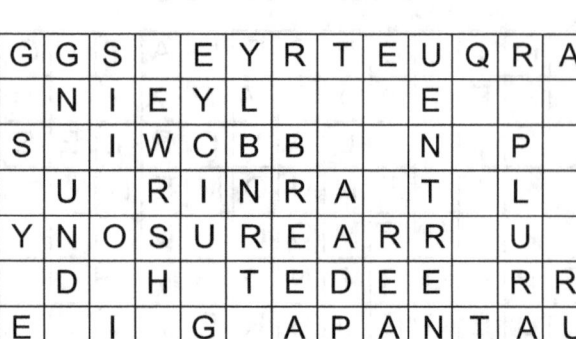

Puzzle # 81
ASSORTED WORDS 81

```
            O I L O F T R O P
    S T E N N O B N U S
                S E C R E T E S T
    P H A N T O M A R I T I M E
D S       B A C K G R O U N D
I E E T A G U R R O C
M N   I X I   I N U N D A T E S
I S D R O U R O C K I E S T
N L   I E M R F E R R U L E S
U I     R L M F T     A
T M       E L U E E       D
I N         C A L P S       I
V E           T G F A B       I
E S     S T I L E D R U
S S E D I S B U S Y       G S
```

Puzzle # 82
ASSORTED WORDS 82

```
        S H P A R G O N O M
G     Y D T H G U O R W R E V O
G N   T E G E S T U R I N G
E N I G I P A       S       R
R   I N N R P D     A       E R
    A T N I E A F   V       G E
      S E U N C Z L V         I E
C O N C E R T I N A I N G M X
          S P S A I E E     E A
S U P E R I O R     L S     S N M
        C O C K N E Y P N   T I
        R E S P E L T     M I E N
G N I T A N O S E R N     O D E
      A L I G H T S       I   C D
      L I Q U E U R E D
```

Puzzle # 83
ASSORTED WORDS 83

```
S E S U S I M           K P
  G M A C H I N I S T S O O
    N I P S E H T O L C S P
    N O I T A Z I N A M U H U
S       P R O V I D E D L E L
B G E C R E O C S       T R A L
R Y N     D H L   U   U S T I
E N W I C H I T I N G R   E Q
S   E O R   D S O G   A   D U
U     M R E   E L R A L R   E
B       E D M   T O B R     F
M         E   M   N C C     I
I           R   A A A   H E
T S E V I A N F   H   L T   D
S   S E T A L E R R O C S E
```

Puzzle # 84
ASSORTED WORDS 84

```
      H Y D R O S P H E R E
        R S E L G N I M M O C
M       E S I W K C O L C
A I R E H T H P I D N       R
T       C   T       O       E
C     G I     I       L     D
H F C A N N I B A L       L I
B U     C I P R O B L E M S
O R   L   H O H S T O P A E T
X R   I O   C S G           R
D I S O W N S   K I N       I
  E     A E K   N N I       C
  R       U N   E I D       T
S P L A S H E D P I   Y F I
    E Z I L A R O M R   S   S
```

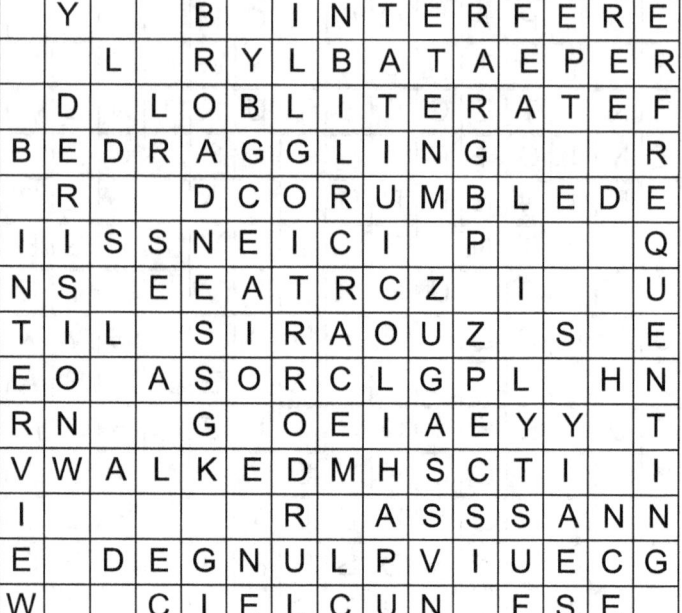

Puzzle # 89
ASSORTED WORDS 89

				R	E	P	P	O	H	S	S	A	R	G	
	S		F	L	Y	C	A	T	C	H	E	R	S		
		I		C	F	H	S	N	I	L	E	V	A	J	
		S	T	R		A		L							
		A	S	I		R	I		A						
K	O	B	P	S	L	I	T	T		S				P	
E	V	O	H	P		O	F	U	H		S			U	
E	E	T	I	N		T	C	L	O	F		I		C	
L	R	A	N	E		E	S	G	O	K	U		M	K	
E	D	G	X	S		E		E	N	C	O	L		E	
D	R	E		S		R			K	I	K	O		R	
I	S					I				N	C	I	L	I	
V			G	I	N	G	K	O	S	U	I	N	N		
D	E	K	L	U	S	G						R	U	G	
Y	T	I	L	I	B	I	D	E	R	C	N	I	D	J	

Puzzle # 90
ASSORTED WORDS 90

				D	I	S	C	O	M	F	I	T	U	R	E
					E	B	M					F	L	N	
		S	L	A	I	N	L		I			L	I	D	
			B	U	S	H	E	L	L	I	N	G	O	F	O
S	R	O	S	N	E	S	K			E	O	E	W		
D	E	E	J	A	Y	S		A		N	D	S	M		
		I	N	D	I	C	T	W		T	E	P	E		
F	R	E	E	L	A	N	C	E	R	A	I	R	A	N	
	Y	L	R	E	G	N	I	G		T		N	T		
C	I	T	E	N	O	H	P			L		S	S		
			S	G	N	I	O	G	E	R	O	F			
G	R	A	M	M	E					S					
J	U	M	P	I	N	E	S	S							
N	O	R	M	A	L	I	T	Y							
	I	S	O	T	O	P	E								

Puzzle # 91
ASSORTED WORDS 91

			S	H	E	G	S	R	E	D	I	L	S	
S					L	A	D	N	A					
	E		S		L	N	E	I	L					
S		I	H		E	U	G	C	K	U				
	O	S	C	E	E	U	H	K	O	R	C	V		B
	N	L	N	U	N	Q	A	S	U	E	I	U	E	
E		I	A	E	R	A	S	M	B	T	T	P	E	
	S		R	H	W	G	I	C	E	S	M		N	L
G	L	O	W	E	R	O	E	S	T	T	T	U		I
		R		L		V	R	T	M	O	E	N	N	
		M		B	R	A	Z	I	E	R	R	E		
			I		B		S		C	N	G	S		
			R		A		I		S	T				
				P		D		D						
N	O	N	M	A	L	I	G	N	A	N	T			

Puzzle # 92
ASSORTED WORDS 92

N					D	E	T	A	U	N	E	T	T	A	
F	M		T	H	R	O	A	T							
O		E	C	N	A	S	I	A	L	P	M	O	C		
S	R	E	D	E	C	O	R	A	T	E	S				
S		P	A	N	T	H	E	I	S	M					
I	H		T	A	O	B	R	E	W	O	P				
L	Y		B	R	O	C	N	A	R					C	
I	P		R	R	E	T	N	E	P	R	A	C		O	
Z	H		A	L	A	C	S	A	R					X	
E	E		S	E	S	I	R	E	S	B	I	H	A	S	
D	N		H	C	I	R	E	M	Y	L	O	P		W	
	A	S	N	O	I	T	A	T	N	E	M	G	U	A	
S	T	N	E	M	A	M	R	I	F		N			I	
S	E	I	S	O	P		T	U	O	K	R	O	W	N	
	D		S	F	F	I	R	D	I	M				B	

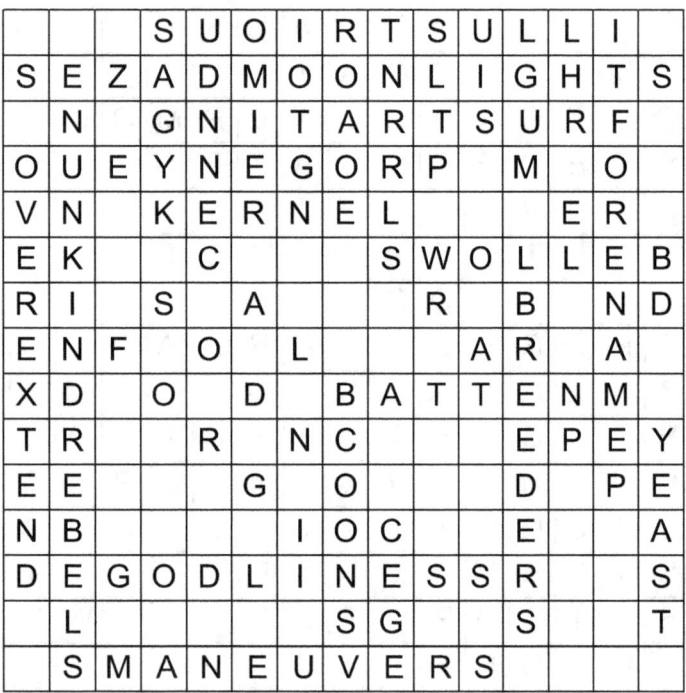

Puzzle # 97
ASSORTED WORDS 97

```
      L A C I H C R A R E I H
R A C Q U E T B A L L   X
N T     B R A S S I E S T   P
P O U         H C N U B R   A
L O I G A R L I C       O   R
E A C T G   S L A T E P V   A
R V W K O E       B E   E   P
  E I F M M D       R   B R   E
    S R U A O         O   T G T
        T D L R R D W     S I S
          O R N K P N A V I D
            R E E S I I   D
D E T S A P E V S E L     I
  S O U N D E R O S     B E
            G E N I T I V E R
```

Puzzle # 98
ASSORTED WORDS 98

```
        S H U D D E R I N G
S S E N I D D U R           P
T S E S I C E R P           R
R   C   L A M B A S T E S   O
U F   O G N I S I T C A R P S
S I D U N N O K N U H C     P
T L       V L I C E N S E S E
F I Y P A R E H T   Y       F C
U G     S S E R P M E O     O T
L R I N I T I A T O R S D R O
R E O P E N         I     A R
R E M M A R G O R P B     G S
  I M P L I C A T E D L   E
  N       K N O T H O L E R
G G E R O N T O L O G I S T
```

Puzzle # 99
ASSORTED WORDS 99

```
    D I S P O S S E S S I N G
S S D C O N S U M A B L E S
  K T E S   A     C
    L P E T   I   C R         M
S       O U R E   N L       A
  N       Y R P L   I     N   G
C L O S U R E S F M H E     I N
      C S R E T T A L P       A
        A N         T E I L R T
          E O       I   L S E E
P A R A M E D I C Z   E H I D
S L U R R E D H H E   P I G
S E K O A R A K C S   S R N
D E T C I L F N I R A Y E E
  G A Z I L L I O N A F S D
```

Puzzle # 100
ASSORTED WORDS 100

```
Y L T N E C I F I N G A M
M     C     A R E I W O N S
I R R E P R E S S I B L E   D
C P S C H   E T         C   I
R L H O O C S E S O M S O C S
O U A N   M T D P     O M   J
F R M T     B E E I   R M   O
I A R R     A R T E E O     I
C L O I G     T T I S D     N
H I C B N       A S M E     T
E Z K U C H I P M U N K S   I
S E   T E M I G R A N T C   N
  D   I         N         A G
    R I N D I N G   I       B
        G     T E S D A E H
```

Puzzle # 101
ASSORTED WORDS 101

Puzzle # 102
ASSORTED WORDS 102

Puzzle # 103
ASSORTED WORDS 103

Puzzle # 104
ASSORTED WORDS 104

Puzzle # 105
ASSORTED WORDS 105

```
  F H T O O T E Y E         Q
  O   G G       D E K C I L U
  O     N N   D   L         I
O R       I I M E   D       L
V S   E     B M O L   R     T
E C   C C O M B I N A T I O N
R O H H   N     U M E H   G
G R S E S S A R B R O Y X
E E C C D       R     D T B E
N   U K   D   A       N A
E   F     A       E       A G
R   F P       R M O L A L S P
O E       P A Y C H E C K S
U   D I S S I M U L A T I O N
S E I R A S R E V D A
```

Puzzle # 106
ASSORTED WORDS 106

```
Y C N A P P I L F           P M
      S L I V N A           O A
      S D   C   T W O R H T L L
      J M E   H   S           Y F
      U   S V D E R E H O C G O
      M     I A   M   T       L R
      B       T R   I   R     O M
T U O K O O C A P   S   U T   A
      A R G U M E N T S C     T
S E L D D E P     G D   S     I
E C N A I L L I R B I         O
R A V A G E S B         T     N
    E N G I N I N G N I S S I D
  I N A U G U R A T I O N   A
    Y L I R A T N U L O V N I
```

Puzzle # 107
ASSORTED WORDS 107

```
I N S P I R E D S E U Q R O T
        G S T N A T S N I
P D I S C O N T I N U I N G
E       S T S I G O L O I B
R     H   B S Y Y
S   C C   L E F E       P
I   U   U D A T F G     R F
M O O R K A O L C U I O   E E
M   F     M C M K T J B V A
O   E     I Y P U O S   A T
N   W     C   E A S U A I H
    S     I   L R T T L E
  N O I T A L U M E L O E S R
  D R U D G E R Y     A D R
T R A C K E D           G Y
```

Puzzle # 108
ASSORTED WORDS 108

```
S E O D O D J A N G L E D
B E S M I R C H E D
S U G E L B I T R E V N O C
J R N N V   S T O H S T O H I
U S O I I I   G             N
B C R T O R R E I T T E P   N
I O   E S N U R   M         U
L R   T E S T A B M O C P   E
A P G   T V   L       I   A N
T I L     U N   U       C C D
I O     U   M I   C       K O
O N   G N I Y A R O F     E S
N S     I T E R A T I O N R
        H O R S E T A I L S
      E M A N C I P A T E
```

Puzzle # 109
ASSORTED WORDS 109

```
   F O P O P U L A T I N G
 I M A N I A R E D R A W I N G
   N R S R R E S E M B L E S
 P S G A T O           E S P
 R E C R D I P         V E U
 O R Y   A I D         I R D
 B I C     I O I     B A P D
 L A L       N I O   L T E I
 E L A         E N U A H N N P
 M M             D G S A T G E
 A D E D N U O T S A T N S   A
 T N           S S E N E S O L C
 I G N I T S I X E E R P     H
 C S N O T S E C N E S B A
 B I N O M I A L T E A S E R S
```

Puzzle # 110
ASSORTED WORDS 110

```
     O V E R T H R O W
 W   S R E W O P R E V O
 E S O N I C S   R E A C H E D
 D I S S O N A N C E S R
 G   G N I E E R G I L I F
 E E V O L U T I O N A R Y N
 D   S E U Q A P O         G
 M E S S E N E L B M U H   M
 A   A T H R I V E L       O
 G   D E S S E S S O P S I D
 N R A L L I P R E T A C   E
 O   I   O E S O P E R     M
 L   R   C S T O R M E D
 I A M G I T S K U D O S
 A     E T A T S N I E R
```

Puzzle # 111
ASSORTED WORDS 111

```
 I N S T R U M E N T A L S F
 D E D A O G S E D I R T S L R
 S   G E I E G           U O
   I   N V S L O         T U
 M N   I I E B L         T N
 A I K   N H N A D U M B E D
 S N S   E   E E M I F     R
 Q U   S   R E S E A T I   Y
 U M T   P   S L R B   A N
 E E O     E Y B B A C   S C
 R R R       L   M O     N H
 A A U         L     E C     I
 D T S N O I T P I R C S E D
 E O   C H O P S T I C K S
 S R   L O G I C I A N S   A
```

Puzzle # 112
ASSORTED WORDS 112

```
   D       Y L I R A T I L I M
 T N E M Y O J N E           P
       D     G L         P   L
 I     E     N E         H   E
   N   E   C     I T   Q O C
 G   T   T   C   V S H U T T
 R N R E   A   A     O A I O R
 E   I E R B R O I L E R P C U
 C     Y K N M C     K P O M
 O     F S A I   Y     E I P
 N       I I L R   T N N I A
 V         R R I G   S G E
 E S A P P I E R B Z L   I D
 N   E L B A E V O L E I   M
 E L B A T A L A P H   D P
```

Puzzle # 113
ASSORTED WORDS 113

S	E	I	B	U	R	D				P
S	G				D	E	K	C	A	N	K		U
T	R	N		C	R	O	T	C	H	E	S		T
	N	O	I	T	C	I	D	D	A				T
E		E	T	R		S			M	N		D	E
O	S		M	A	B	A	N	R	M		E		U	R
V	D	N	E	R	M	G	P	A	E			I	P	S
E	O	S	E	R	A	I	N	P	T	L		L
R	S		E	C	U	B	N	I	E	N	E		E	A
A	A	O		U	N	S	E	A	R	T	U	U	X
C	G		P		Q	I	A	D		E	I	S	R
T	E			X		O		E			P	Z		C
S	S				S	E	O	T	A	M	O	T	P	E
					E	V	I	T	A	G	E	N		I	R
R	E	S	P	E	C	T	I	V	E	L	Y		K

Puzzle # 114
ASSORTED WORDS 114

		D	Y	L	E	S	I	C	E	R	P	M	I
D		H	E				S	S	W	O	L	L	E	Y
E	E	O	G	C	D	E	T	T	E	L	F	A	E	L
V		M		N	R			A	D
I		E	E		I	O	S			G	U
A	G	B		H	S	T	V	C			U	X		S
T	R	O		S	P	E	T	I	I			O	E	U
I	E	D		L	S	S	O	D	T			G	N	R
N	E	Y			E	A	I	L	U	I	E			R
G	N	I	T	F	I	G	E	L	H	L	K	L		E
H						R	B	C	A	I	O	Y
O	S	S	E	N	G	U	M	S		N	D	N	P
R	E	E	T	E	P	P	U	P	W		A		G
N	E	L	B	U	L	O	S			E		R
S			P	L	E	A	S	U	R	I	N	G	F

Puzzle # 115
ASSORTED WORDS 115

		R	E	K	A	E	R	B	W	A	L
I	S	A	F	O	S		Y	L	L	A	G	U	R	F
R		S	C	S	E	S	E	R	E	I	D
R	I	O		R	O	T	C	E	L	L	O	C
I	G	I		S	C	I	M	E	T	S	Y	S
T	N	N		C	R	A	W	F	I	S	H	E	S
A	D	S	C	I			P	O	T	F	U	L	S
T	S	E	I	E	L					H	L
E		R	D	A	N	C	H	O	R	A	G	E	S	B
D		E	E	I	L	A	Y			L	P
			S	G	L	U	L	C		I	R
D	E	R	A	R	N	A	F	P	I		X	I
			A	A	V	N	I	B		E	T
F	F	I	R	A	T	P	M	N	A	B		S	E
R	E	S	T	R	I	C	T	S	I	M			S

Puzzle # 116
ASSORTED WORDS 116

	P		Y	L	T	N	E	L	L	E	C	X	E
	A	D	O	R	N	E	D	L	O	G		V
L	C	D	I	T	R	I	K	S				I
I	E	D	E	S	N	O	I	T	C	O	C	N	O	C
Q	S	I		C	P	E	S	P	I	L	B	T
U	E	S			E	O	M	N	S		A		S
E	T	A			L	R	E	E	W		G		U
F	T	P	B	O	N	N	E	T	S	G	A	E		R
A	E	P		O			R	I	A	I	M		V
C	R	E			S			A	N	B	T	P	I
T	S	A				I			T	G		N	V
I	B	R	I	D	G	E	H	E	A	D	I		A
O	S	E	H	C	T	E	K	S	R			O		L
N		D		G	N	I	T	S	I	S	E	R	N
	I	O	N	O	S	P	H	E	R	E	S

237

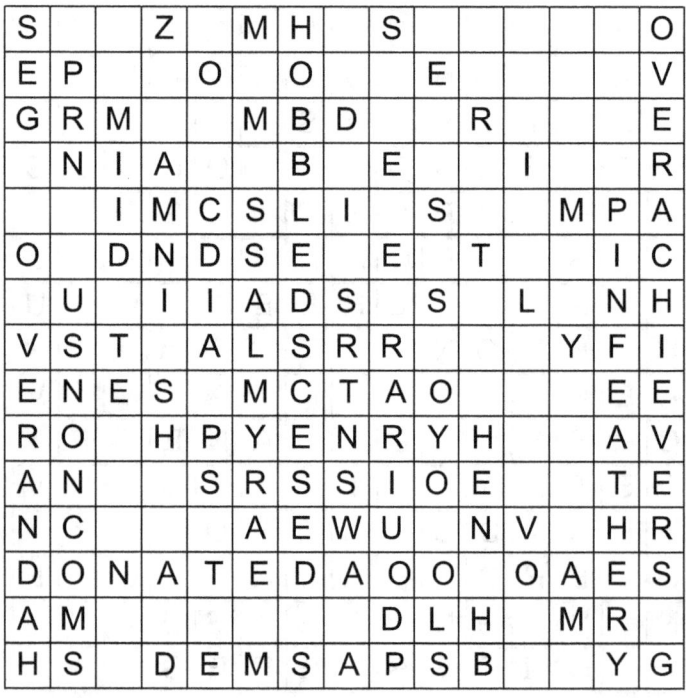

Puzzle # 121
ASSORTED WORDS 121

			L	D	E	T	S	I	S	R	E	P		
P		J		E		M	A	N	E	U	V	E	R	
R		D	A		S			S						
O	E		E	C		S		P	R	O	N	T	O	
T		M	G	L	K		O	I						
E	S		U	N	I	E	D	R						
A		E		H	I	A	T	E	R	U	Z	I	E	S
N			T		X	L	N	S	T	N	A	T	U	M
S	W	E	H	C	S	E	B	B	Y	C				
P	U	D	D	I	N	G	S	M	O	H	E			
				G	N	I	K	C	E	H	C	F		
	Y	F	I	R	R	E	T			S		N	N	
	E	M	O	T	I	O	N	S			S		U	I
		S	L	L	E	W	K	N	I			I		P
			G	N	I	K	C	O	L	D	A	P	D	

Puzzle # 122
ASSORTED WORDS 122

E				S	E	T	U	L	O	S	S	I	D	
X				E	C	N	A	R	E	V	I	L	E	D
H	S	E	R	U	S	A	R	E						
A				F	R	A	U	G	H	T	I	N	G	
L	H	S	M	O	O	T	H	E	D	W				
A	A	G	N	I	R	E	M	O	H	B	K			
T	L	R	E	P	U	L	S	E	S		A	C		
I	B	R	O	N	C	H	I	T	I	S		U	U	
O	E				I		B	A	N	N	E	D	Q	B
N	R		N	O	I	T	A	T	N	A	C	E	R	S
S	D			D	E	T	A	L	U	V	O			
						A	L	L	I	R	R	E	U	G
	I	N	D	E	T	E	R	M	I	N	A	C	Y	
		I	N	V	E	S	T	I	G	A	T	I	N	G
	S	E	T	A	N	E	G	O	R	D	Y	H		

Puzzle # 123
ASSORTED WORDS 123

		S	R	E	H	P	O	S	O	L	I	H	P	
		G	N	I	W	A	J			S				
R		G	N	A	B	E	H	S	D		E			
E				I						E	L	S		
S	R			Y	T		R	E	T	S	I	N	A	C
T	U	T	E	R	R	A	G		A		M	L		O
A	S			E	Y	D	D	A	P	N	P		L	
U	T	E	R	C	G	B	R	I			I			A
R	I		I	O	I	N	E	A	L		N	G		
A	E	W	F	N	T	N	I	D	Z	O	G		A	
T	R	O	L	O	W	U	O	B	T	I	S			V
E		R	E	M		A	T	R	B	I	W	N		
U		M	M	I			R		I	U	M		O	
R		E	A	E				B	O	L	L	E	D	C
		D	N	S	U	R	G	I	N	G		C	S	

Puzzle # 124
ASSORTED WORDS 124

		D	I	A	L	E	C	T	A	L				
I		E			G				P	O	S	S	U	M
N		M	R	S	D	A	O	L	E	E	R	F		
C	P	A	C	I	E		F	S	A	I	N	A	M	S
L	O	G	Y	O	A	D		F	F					N
I	P	N		T	N	N	U		E	O				I
N	P	E			I	J	O	D	I	D	U			P
A	A	T				L	U	I		M		L		E
T	S	I					I	G	L		M		L	S
I		Z		G	N	I	K	C	A	L	B	U		Y
O		E	R	O	U	S	E	S	O	T	I		R	
N		D		T	S	E	M	A	T	D	I	B		E
S	T	N	E	M	L	I	A	T	R	U	C	O		
F	O	G	G	I	E	R	H	E	A	R	S	I	N	G
	F	O	S	S	I	L	I	Z	A	T	I	O	N	S

Puzzle # 125
ASSORTED WORDS 125

Z	O	D	I	A	C	A	L	D	E	D	E	E	P	S
D	E	T	E	R	I	O	R	A	T	I	O	N	S	
	L	E	R	O	G	E	N	O	U	S				
	O			I	T	A	C	C	A	T	S			
	W	S						D	O	G	G	I	E	R
	L		W	M	O	R	O	N	I	C				
H	A	L	T	I	N	G	S	S	E	L	T	T	I	T
	N		E	C	S		B	M	R	O	F	I	N	U
S	D			N	O	H		R				O		
	R		W		A	M	P	L	I	F	I	E	D	N
	U	O				L	P	C	E	N	T	A	U	R
		O				P	L			G				
		D	P		S	N	A	E	R	A	S	E	C	
		S		S	N	R	O	B	T	S	R	I	F	
W	A	V	E	S	E	T	A	C	U	D	E			

Puzzle # 126
ASSORTED WORDS 126

C		S		F	S	H	O	R	T	E	S	T		
T	O			E	N	O	R	M	O	U	S	L	Y	
G	N	I	R	I	L	E	R	E	K	C	A	M		
	F	E			B	B	G						R	P
	I	M			B	U	L	I	M	I	A	E	E	
	D		T		E	S	S		V			S	R	
	E			N	H	Y		A		E	T	S		
	N				I	B	L		H		S	L	O	
H	C		H		N	O		T		C		E	N	
E	R		O		D	D	P		A			S	A	
S	S	A	E		N	S	Y		P		L	S	L	
	G		R	T	S	E	L	B	B	A	B	F	L	I
	G	N	I	T	O	N	Y	E	K			Y	Z	
		I		E	L	D	E	V	I	V	E	R	E	
			K		D	D		D	U	N	W	E	D	

Puzzle # 127
ASSORTED WORDS 127

	D	E	L	P	M	I	S	E	L	T	T	U	C	S
	E	D		S	E	G	H	O	S	T	L	Y		
	S	A	F		E	O	R	P						
P		C	F	D	I		I	L	E	A	R	N	T	
R		R	F	D	P	D	E	D	H	I	R			
I		O	I		E	A	D	T	O	P	K	G		
O		F	E		K	N	L	I	R		L			
R	B	U	S	I	N	E	S	S	E	S	A		I	
I		L	T		G			I		S	O	P		M
T		A			G	D	E	R	A	T	P			
I			S	E	G	N	A	R	E	D			P	
Z		T	R	E	A	D	S	B						A
E				G	N	I	D	A	N	O	N	N	A	C
D			P	R	E	C	I	P	I	T	A	T	E	S
	M	O	L	L	Y	C	O	D	D	L	I	N	G	

Puzzle # 128
ASSORTED WORDS 128

C		C			P	E	B	B	L	E	D			
H		A	O			T	C	E	F	N	I			
I		T	C	N		S	E	S	W	O	L	L	A	G
L		B	S	C	F		G	H	D	E	T	S	A	W
D		A	L	I	U	E	Z	I	T	A	M	A	R	D
B	S	C	A		R	M	C		G	I				
I	O	K	M		E	U	U	T	S	G	P			
R	U	D	B		A	L	T	L	I	E	I	E		
T	V	R	A		D		T	C	A	O	S	N		
H	E	O	S	B	O	L	S	T	N	T	N	S	G	
N	P	T		U				I	U	I	E	U		
I		S		T					P	P	V	R	F	
R	E	G	I	S	T	R	A	R		S	U	E		
		M	Y	R	I	A	D						C	
Y	L	L	A	C	I	T	O	I	R	T	A	P	A	

Puzzle # 129
ASSORTED WORDS 129

E	V		G	S	J	Y	T	I	C	I	L	B	U	P
M	E	D		N	U	O	S	U	O	N	E	V	A	R
P	R		E		I	O	U	R	S	W	O	P	S	N
L	S		D	T		T	R	L	A			T	E	
O	I			E	A	D	S	O	E	E			A	R
Y	F		G	E	V	C	E	I	D	S	H		T	V
M	Y	P	G	N	L	A	I	S	L	O		S	U	E
E	F	U	U	L	I	I	L	T	P	K	L		R	L
N	R	C	M	A	A	K	M	U	S	M	C	A	E	E
T	U	K	M	R		M	N	I	A	E	I	A	M	S
S	C	E	Y	G			O	I	N	T	M	L	L	S
	T	R		E				R	F	A	I	O	G	B
	O	E		R	E	T	R	O	F	I	T	O	D	
	S	D			S	N	O	L	A	S	E	N		
E	P	A	R	A	T	R	O	O	P	S		D	S	

Puzzle # 130
ASSORTED WORDS 130

S	R		S	S		S	G	N	I	R	I	T	E	R
	T	I		E	R	P	R	O	P	A	G	A	T	E
M		E	N		Z	O	S	E	I	T	I	N	U	
I		R	G		I	T		R						
S			A	S	W	R	A		E				P	
C	O	T	T	O	N	W	O	O	D	S	B		A	
R				G	I		D	P	E		B	L		
E				N	M		N	A	R		A			
A	S	F	F	O	T	F	I	L		E	V	P	V	J
N	B					L	I					E		
T	L	U			E		L	C				R		
S	O		R			Z			E	N		S		
	T			G	N	I	Z	I	T	U	P	E	D	
C	O	N	C	E	A	L		A			X	T		
H	S	G	N	A	R	P	S		M			E	S	

Puzzle # 131
ASSORTED WORDS 131

				Y						C	P
	K		S	M	I	L	C	H		O	E
	Y	R	P	C		S	E		A	L	A
E		R	O	I	I		L	S	G	L	H
D	N	D		A	W	T	T	G	L	R	G	E	E
E	R	C	E		I	E	F	A	N	Y	E		C	N
G		Y	U	L	L	C	G	A	M	I	D	V	T
E		M	W	M	L	I	I	D	L	A	T	I	I
N			E	A	B	E	B	D	I	L	R	T	V	D
E			A	L	E	R	E	U	R		D	I	
R				L	L	R	A	R	J	B		S	S
A	C	Q	U	I	R	E	S	I	P	A		T	
T					D		N	P	L		S		
E	Q	U	I	C	K	E	N	S		G	A	L	
D				S	E	T	A	R	E	P	O		Y

Puzzle # 132
ASSORTED WORDS 132

	S	E	I	T	I	N	A	M	U	H	N	I	C
D	E	R	T	A	H	G	A	N	G	A	S	A	L
N	E	M	O	W	S	S	E	N	I	S	U	B		E
T	R	I	U	M	P	H	S	N	I					R
		S					G	I	I	N				E
P	D	L	S	P	I	R	D	N	G	B	W			S
A	S	A		T					I	N	M	O		T
T	E	N	E	T	R	A	D	E	R	K	A	O	G	O
R	V	D		H	G	O	R	F	L	L	U	B	C	R
O	E	E			E		V					P	L	I
N	R	R				G	D	A	E	R	T	E	R	E
A	E	S				D		C						S
G	L				T	S	E	I	L	T	S	I	R	B
E	Y	E	X	T	E	M	P	O	R	I	Z	E	S	
R	A	R	E	N	E	S	S			B				

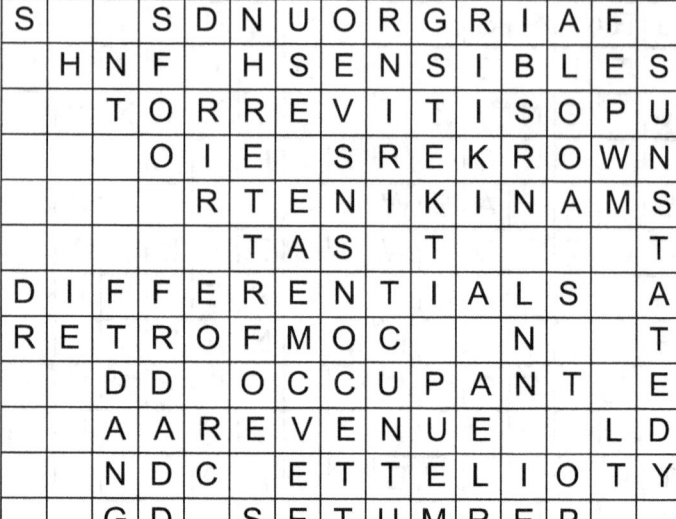

Puzzle # 137
ASSORTED WORDS 137

	D		S	S	E	N	E	L	B	M	U	H		
	I	Y	L	L	A	C	I	T	A	M	G	I	N	E
	Z		I	N	F	O	R	M	E	R		M		
	Z	D	E	K	O	O	C	R	E	V	O		A	I
	I		C	I	B	O	H	P	O	M	O	H	N	N
D	N	D	E	R	E	T	S	U	M		V		I	F
M	E		O	O	I	G	A	D	A		E		F	I
U	S	N		W		N	R		D		O		L	
L	S	I		L		I	C				L		T	
A	K	N	E	A	D	E	D		T	H			D	R
T				W		T			R	W		E	A	
T	U	S	S	L	E	S	U	T	E	F	O	A	D	T
O						X					G	Y	E	
E			C	O	N	D	O	L	E	N	C	E	S	
S		N	O	T	I	O	N	S	C				N	

Puzzle # 138
ASSORTED WORDS 138

D			D	S	T	S	I	C	I	R	Y	L	M
E	I	E	C		E		P	E	R	S	O	N	S	E
A	T	S	D	O		R			L			R	R	
L	N	A	I	E	M		U			A		E	R	
O	T	M	N	C	P		T			C	F		Y	
	W	I	P	F	C	A	U	L	D	R	O	N	M	
	N	S	L	E	A	T		U		R	L	A		
	E	E	E	C		I			C	M	E	K		
		S	P	H	T		B		S	X	E			
		D	U	S	T	E	D		L		P	R		
D	U	P	L	I	C	A	T	I	O	N		Y	L	
S	R	E	K	A	E	R	B	E	C	I			A	
C	H	U	R	C	H	G	O	E	R	S			I	
S	U	O	I	G	I	L	E	R	R	I			N	
	Y	L	L	A	T	N	E	D	I	C	C	A	S	

Puzzle # 139
ASSORTED WORDS 139

D	S	B	D	E	V	I	E	C	N	O	C	S	I	M
	N	E	L	E	G	T	R	A	N	S	I	E	N	T
		E	L	U	T	N	D	E	K	R	O	C	N	U
S	N	H	H	B	N	E	I	F	S	H	R	I	K	E
T	M	O	S	A	B	T	K	Y	L		E			
O	I	P	I	T	R	O	N	C	V	I	X			
N	C	E		T	N	T	W	E	O	E	P			
Y	R	F	G		A	A	B	G	S	R	L	P		
	O	U	R	R		N	V	U	N	S	O		E	
M	S	L	O	U		I	A	S	I	I			R	
A	E		A		B		D	S	H	T	I	A	F	
L	C		R		B		R		E	F				
L	O		I	D	E	W	O	E	M	O	R		I	
O	N		N					D		O			L	
W	D		G		R	E	R	A	E	L	C	N	U	

Puzzle # 140
ASSORTED WORDS 140

		S	E	D	I	O	B	M	O	H	R		
	P	N	E	G	O	T	I	A	T	O	R	S		
	R	I	U					C				O		
	E		M	D		L	A	V	R	E	T	N	I	V
	D			P	G	R	E	P	U	L	S	E	D	E
M	A				O	E	Y	V	A	E	H	C		R
A	T	H		D	P	R	D		B		L	S	D	
C	E	E		I	A	T	A	I	R	T	A	C	R	
K	S	R	I	S		S	L	U		A		N	O	E
E	H	M	E	S	C	D	Q	W	N	T		N	R	S
R	A	I		G	T	I	E	U	E	E		I	C	S
E	K	T		R	O	N	P	I	D	S	S	H	I	
L	Y	S			O	O	O	P	E		H	I	N	
T	R	I	K	I	N	G	U	F	H	O	T		N	G
	S	E	K	I	R	H	S	P		P	F	S	G	

Puzzle # 141
ASSORTED WORDS 141

Puzzle # 142
ASSORTED WORDS 142

Puzzle # 143
ASSORTED WORDS 143

Puzzle # 144
ASSORTED WORDS 144

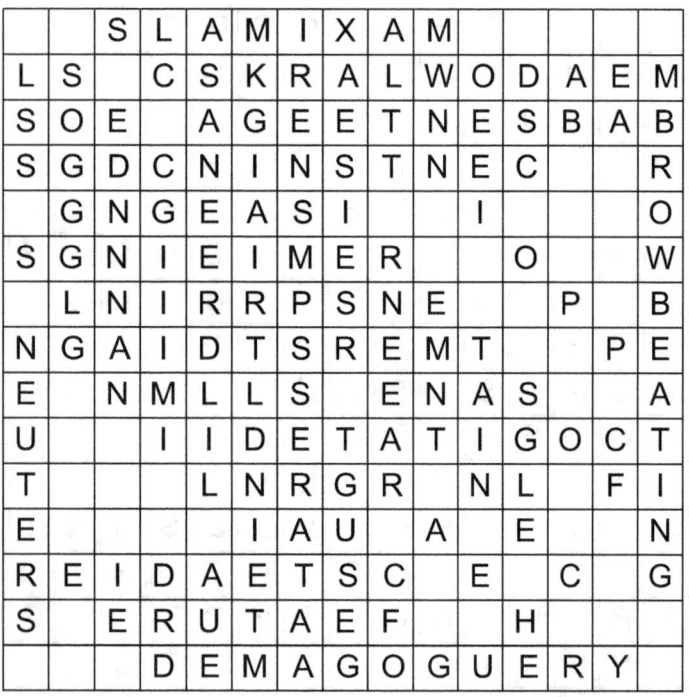
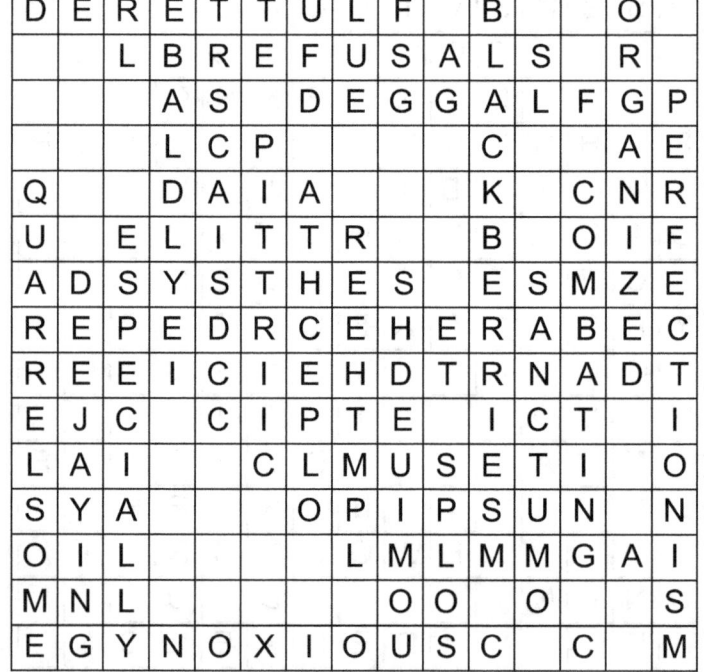

Puzzle # 145
ASSORTED WORDS 145

S	U	O	I	N	O	M	E	R	E	C			D
D	E	M	I	S	P	R	O	N	O	U	N	C	E	I
B	E	H	G				I	C	I	N	E	S	S
	L	Z	S	N		D	I	S	A	B	L	E	S	S
		U	I	O	I	D	S		T				A
P	S		E	L	J	P	E	E		S			T
I		E	A	P	A	G	M	S	L		R		I
L		Y	T	C	R	I	N	I	I	G		U	S
E		A	A	R	I	R	I	R	C	N		B	F
S			R	I	E	N	O	S	C	R	A		I
				D	R	A	T	M	O		O	P	E
				A	U	G	E	E	P		X	S
N	E	A	R	S		R	X	E	D	M	E		E
	N	I	K	I	N	N	A	M	U			R
P	R	E	C	O	C	I	O	U	S	L	Y

Puzzle # 146
ASSORTED WORDS 146

Y	S	S	E	N	L	U	F	R	A	E	F
S	L	A	W	E	N	E	R		D
		L		O	U	T	R	A	G	E	O	U	S
B	C		M	A	R	Z	I	P	A	N	F
A	T	R	O	C	I	O	U	S	N	E	S	S
L	L	N		I	D	E	H	S	A	G	P
L	D	L	E	M	S	T			T		A	E
O	O		O	U	O	E	E		I		R	M
U	O	H		O	R	C	T	M		N		C	I
S	R		I		N	O	K	A	S	G		E	T
N	W		K		I	N	E	B	O		L	T
D	E	A	D	E	N	E	D	S	S	R	U	C	L	I
S	Y				R		T		Y	C	I	N
S	S	H	T	R	O	W	S		S		N	G
M	I	S	T	R	E	A	T	M	E	N	T	G	I

Puzzle # 147
ASSORTED WORDS 147

B	I	S	E	C	T	O	R	C				T
			E	N	N	O	B	L	E	D		R
	R	G	N	I	O	I	D	A	R	N		S	A
C	S	E	N		A	N	G	L	E		T		P	G
	R	E	H	I	C	Y	U	C	C	A	S	U	A	E
I	S	U	D	P	K	O	O	B	K	N	A	B	R	D
N		L	M	A	A	C	N	S				E	Y
S	D	S	A	B	N	R	O	V	E
P		E	R	T	L	N	G	L	E	U			P
E		R	E	C	I	O	O	D	R	V		A
C		T	I	D	A	E	L	T	A	T	E		P
T			E	T	R	R	S	O	P	E	E	R	I
O			E	E	U	F	T	C	Y	D	R	L
R			R	R	M				R		L
S	T	N	A	T	S	E	G	N	O	C	E	D	C	A

Puzzle # 148
ASSORTED WORDS 148

					Y	D	E	H	G	U	O	R	I
				D	E	M	O	H	T	A	F	C	N
S	U	O	U	G	I	T	N	O	C			R	D
S	L	A	T	N	E	M	A	D	N	U	F		E	I
C			R	E	T	L	I	F		O		D	C
T	L		T	S	G	N	O	M	A		T		I	A
D	N	E	L	A	N	I	G	R	A	M		U	T	T
R		I	A	G	G	R	I	E	V	I	N	G	A	I
U		A	N			Y					B	O
G		R	L			V				L	N
G			T	I				O		Y	S
I		G	N	I	S	S	E	R	P	M	O	C	E	D
N				N	S	Q	U	I	R	T	S
G	O	V	U	L	Aered								

Puzzle # 149
ASSORTED WORDS 149

```
  C O M E D I A N S N L I K O
S       R U T A M I R P M I     V
O S E L U N A R G           N E
U G N I M A E R C           E R
R L   E Y S       O         T S
P A     K L T       B       H U
U C     H C S O       O     E P
S U       A I U H A I R S R P
S N         U S O S         R M L
B A T T E N I N G M         O Y
R E T A I N E R C   R       S C
O S E T A M P L E H   O   T
O     S D R A O B Y E K N
F   S L A I R O M E M S     E
S H I R K I N G Y L I D W A B
```

Puzzle # 150
ASSORTED WORDS 150

```
  R O T C E S R E T S E Y L O P
    D E Z I D I U Q I L       R
A S   Y K N U F               E
D K E L E C T R I F Y I N G S
A Y       O I     D D         C
P L     C R I L P E E         R
T I D     U M N W U R P       I
E N R     S R A J O P E P     P
D E A     C C L N U C A T U T
  S I L   A   O I U R   E T I
    N   L T     B C A I       O
  E E N R E T N I B U L O     N
    D     D P       I E L U
R E F R A C T P       N   Y S
  R E T E I U Q A       G
```

Puzzle # 151
ASSORTED WORDS 151

```
S   A N T I C K I N G       P
  N   A N C I E N T E S T   A
  H O O E Y   D E N I L C E R
Q   R S   T   B             A
U D E S T I N E S A         M
E   S E       L R N         E
E E F F E C T I V E E K     T
N V C   M N S K R Y X D E   E
L I   N S D O A R E T I I R R
I D       E   E R V O K R N C S
E E       I   P E I W S O G
S N         C   L P O E I P
T C             S   A A U R H S
D E N E H T G N E L N H R I W
    D         D I S U S E C S F
```

Puzzle # 152
ASSORTED WORDS 152

```
  G   D   D H E L P F U L L Y
P C A D E X I T I N G
  O O S R V   S T A G G E R S
P   U L W O R W C   A         S
  R   N L O W E A O R         O
    I     C U R N W X R       L
      C D E D K   S E D       O
A D D R E S S E S     T S I   I
M R   M       P D     S     N N
U O     E   Y A R B M A H C   G
C W     A   D E T A N I M O N
K S     N   M O N I C K E R S
  Y       S G N I M O H T A F
E X T R A V A G A N C E
    B O U F F A N T S
```

246

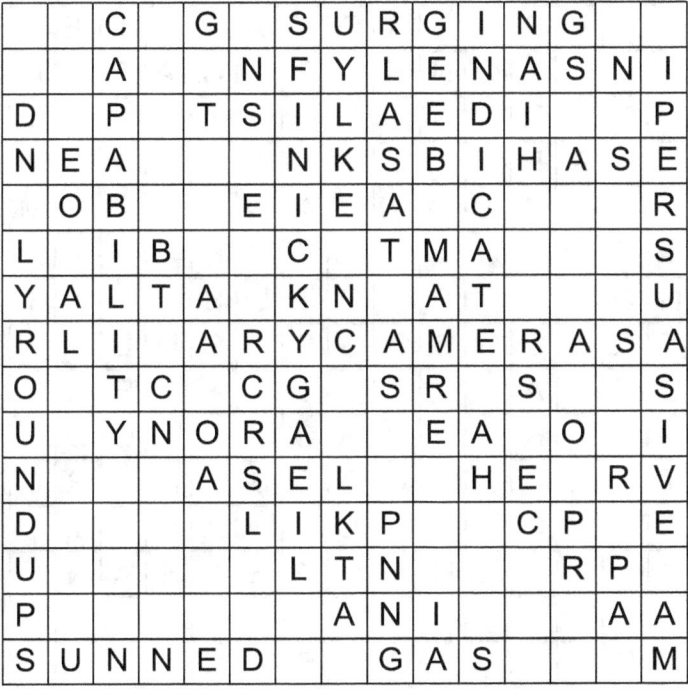

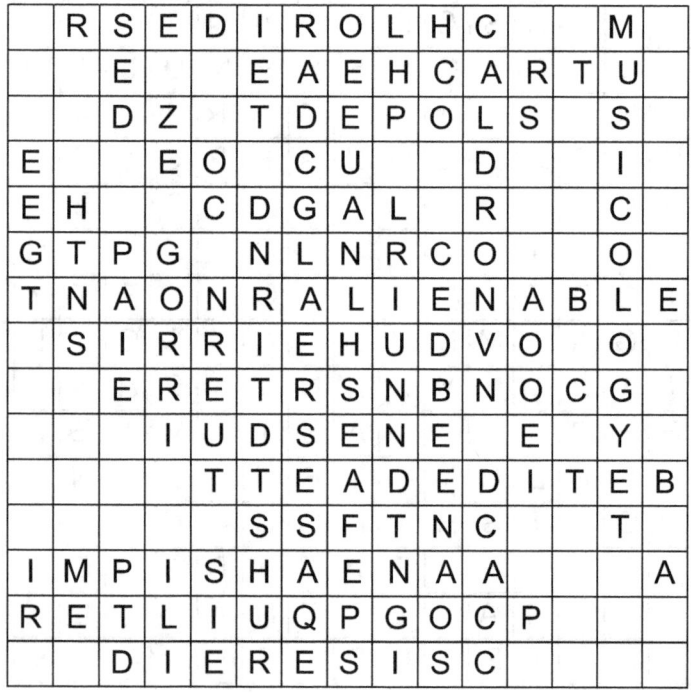

Puzzle # 161
ASSORTED WORDS 161

	D			E	S	F	L	O	R	I	D	L	Y	C
		E	C		C	U						I	N	R
I		M	P	E		N	O				M	O	O	
M			A	P	L	D	A	U			B	N	S	
P			B	U	I	L	E	D	N		E	P	S	
E	T	S	E	I	L	R	U	B	R	I	R	L	W	
R				R	I	T	L	U	O	T	S	U	A	
C		T			C	N		O	N	C	N	S	L	
E			P			H	G		I	K	N	O	K	
P				M	P	I	C	K	E	R	D	I	O	C
T	C	O	M	M	E	M	O	R	A	T	E	S	N	C
I	S	T	N	E	M	T	S	I	L	N	E		G	
B					S	T	E	N	G	A	M			
L	S	E	S	S	O	R	T	A	B	L	A			
E	R	E	H	C	N	U	P	W	O	C				

Puzzle # 162
ASSORTED WORDS 162

	N			L	A	B	O	R	I	O	U	S	L	Y
E	C	O	M	M	A	N	D	E	R	S				T
N	S	M	I	S	R	E	A	D	I	N	G	S		A
T	P	E		S			Y			S	N		X	
I	A	D	T		S			C			H	O	C	Y
T	S	R	E	A	C	E	D	I	N	G	I	I	O	I
L	S	T	R	L	M	S	R		E	P	S	R		N
I	I	W		I	L	I	G	G		M	I	R		G
N	O	A		E	V	I	T	N	G		A	E	E	
G	N	N		L	E	B	I	I	A	T	R	L		
A	G			B	D		G	T	E		A	C		
T	S	S	T	N	I	A	P		E	S		T		
E	H	A	R	P	I	S	T	S		L		I		
		G	R	A	N	D	D	A	D	S		O		
S	T	N	E	M	T	C	A	N	E	E	R		N	

Puzzle # 163
ASSORTED WORDS 163

O	Y	R	A	D	E	M	O	R	D				H
P	R	E	H	T	O	R	B						O
A	Y	L	S	U	O	U	C	I	P	S	N	O	C	N
Q				E	D	D	T						E
U				T	E	O	E						Y
E		Y		U	L	O	P						I
L	A		T	M	B	T	E	D	M				N
Y	U	L		I	A		I	G	L	U			G
R	F	L		L	V	R	T	D	E	R			
U		S	E		M	O	E	A	S	U	R	T	
M		M		G	I		P	N	R	N	C	S	
O		B	A	R	B	E	C	U	E	S	I	O	
R	S	Y	E	B	B	A	S	D	O	O	L	B	N	C
E			H	C	T	A	L	N	U				G
D		R	E	D	N	A	M	Y	R	R	E	G	

Puzzle # 164
ASSORTED WORDS 164

	F	L	O	O	D	L	I	G	H	T	S	S	O
S	D	U	S	P	A	O	S	C		W	W		P	V
H	E	R	D	S	M	E	N	O		E	O		H	E
W	G	R	I	P	P	I	N	G	E	R			E	R
D	T	C	A	P	M	O	C	O	P	D			R	G
B	R	E		L			I	C	I	S	M	E	R	
O		X		A			L	E	E	I	A	P	O	
I	P	O		I		R		I	A	S	M	L	A	W
N		K		F		E	A	N	M	P	E	I	I	
	C		C	H	A	N	T	Y		R	V	R	N	
		U		A			O			E	O	S	G	
			B		S		R			S	L	F		
				A		E	Y			S	E			
R	A	C	K	E	T	I	N	G		E	N			
	G	R	U	F	F	E	D			S	T			

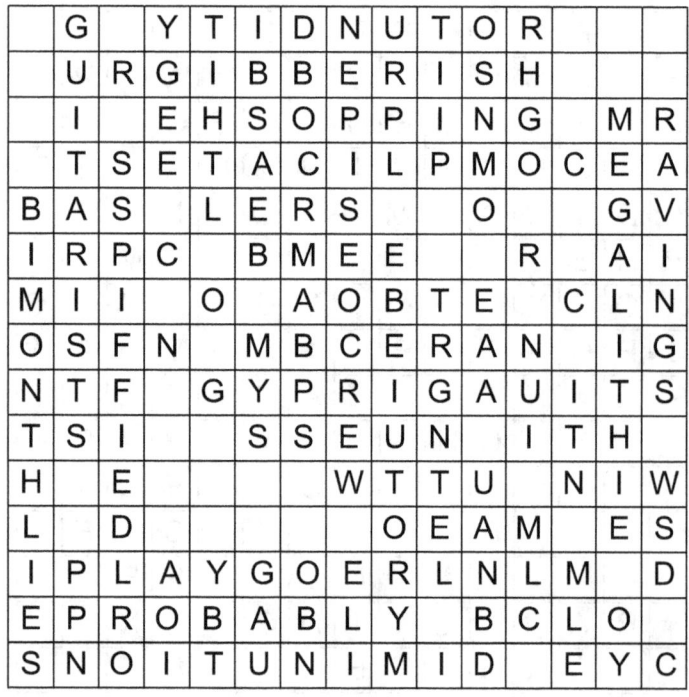

Puzzle # 169
ASSORTED WORDS 169

		S	K	C	I	R	E	M	I	L		
H	G	U	O	R	H	T	K	A	E	R	B	
S	T	N	E	M	E	N	I	F	N	O	C	P	M
S		C	C	U	T	T	I	N	G	S	W		R	I
	E	C	H			G	T				H		O	S
		V	A	E			N	O	C	A	E	B	T	F
		E	L	T	E	T		I	L		E		O	I
S		S	X	E	B	R	S	S	T	B	L		Z	R
Y	I		E	E	H	O	I	E	R	R			O	I
	P	O	T	O	M	S	A	E	L	I	O		A	N
		E	T	I	T	P	K	T	S	U	O	P	N	G
		E	A	M	T	L	O	S	T	O	M	X		
			L	P	R	O	A	O			F	E	E	
				S		E	R	R	B				M	
G	N	I	R	A	C	S	H	G						

Puzzle # 170
ASSORTED WORDS 170

				S	D	E	N	E	D	R	A	H	W
	Y	G	O	L	A	N	A	N					A
			Y	C	N	E	I	C	I	F	F	E	S
S	H	R	I	V	E	S	B		T				H
I	N	S	T	R	U	M	E	N	T	S	A		E
	S	S	E	C	S	B	A		S	F	R	P	R
D	C	O	N	T	I	N	U	E		M	U	E	S
T	E	I	P		R				A	S	D	N	K
H	S	M	X	E		U			I	I	S	S	V
C	E	I	E	N	O	L	O	C	N	L	O	I	A
	U	T	J	L	N		B		M	L	M	O	N
		O	T	O	S	O			A	A	E	N	T
		T	A	H	Y	N			S	D	W	I	A
			E	L	N	D	S	T	E	A	N	G
			R	F	S		S			Y	G	E

Puzzle # 171
ASSORTED WORDS 171

M	O	T	L	E	Y	S		S				D	
A								C	A			E	T
N			S	T	N	U	O	M	A	D		S	E
A	B	I	P	A	R	T	I	T	E	N	O		P	M
G	L	S	R	E	T	S	N	U	P		K	S	A	P
E		A	T	S	P	L	A	S	H	E	S	E	I	I
A			I	E			G	N	I	T	S	O	R	F
B			C	P									I	
I		G		U	A	S	A	I	R	T	U	N		
L	C	O	N	C	U	R	R	E	N	C	E	S	G	
I	E	S	R	A	P	S	C	A			A			
T	H	E	A	R	T	H			P			R		
Y					S	N	R	O	H	G	N	O	L	
			S	S	E	N	I	P	P	O	L	S	M	
				S	E	D	I	X	O	R	E	P		

Puzzle # 172
ASSORTED WORDS 172

S	C	I	H	T	A	P	O	H	C	Y	S	P	P	T
D	E	R	E	T	T	U	L	F	O				E	R
	S	D	E	F	E	N	D	A	N	T	S		O	I
		N				E	X	C	E	L	S	P	P	P
	S	T	O	M	A	C	H	S	L			S	L	L
G	E	D	R	I	B	A	E	S	U			T	E	E
	N		S	T			D				E	D	L
M	M	I		S	E	I	R	R	E	B	R	A	B	U
W	E		T		E	T	S	O	P	I	R	D		L
H	S	D		C	D	R	A	O	B	L	L	I	B	L
I	H		I		A		B	P			L		E
N	E		A		P			A	X		Y		D
I	S			S		M			N	E	K	A	O
N		S	E	Z	I	G	O	L	U	E			
G			D	E	T	A	C	H	E	S			

Puzzle # 173
ASSORTED WORDS 173

Puzzle # 174
ASSORTED WORDS 174

Puzzle # 175
ASSORTED WORDS 175

Puzzle # 176
ASSORTED WORDS 176

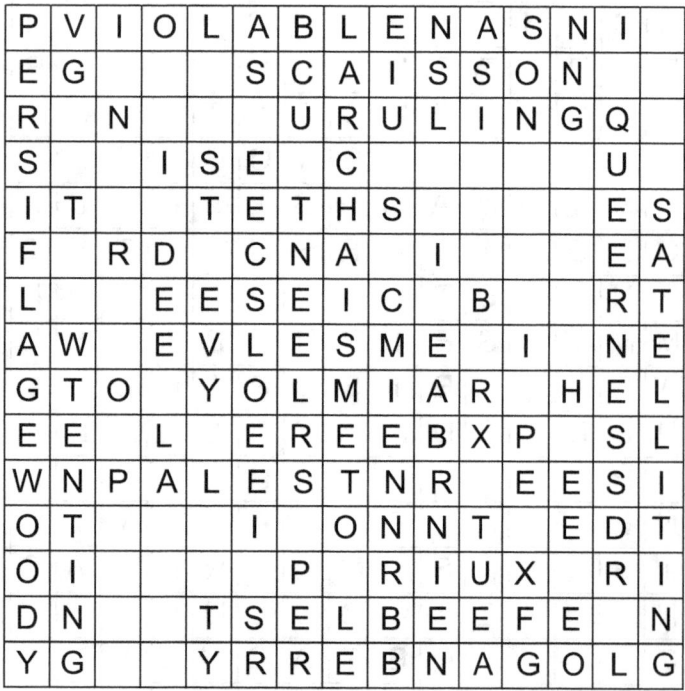

Puzzle # 177
ASSORTED WORDS 177

```
          D S G N I L E D O M T
          R L     L           A
F I L E D   I O Z I N N I A C
          B O S               T
  D     B P A T R O L S     I
  C O R P O R A   E S       C
      O     A     N S T     S I
      L     Z     S     O   L A
        F I C E L L E D O N
D E L L A D E P K C A B     W F
    I M P E R I A L         E
          S E L F F I R R
    M U M M I F I E S
  S E R E N E S T
  M I N I M A L I S T S
```

Puzzle # 178
ASSORTED WORDS 178

```
    D E C E N T R A L I Z E D
R     M     L A C I T I L O P
E R I   I   P T S E I R I W
O E E M   D O   E
C M   P P   R Y T   H       S
C I     U E   I A A   C     H
U S       B R R F W S     T E
P S         L T E F A H C A D
I I           I I P S E     F H
E O         C C N S   D
D N D E H C N U M A E A     I
  S R E P A E R       N N J   H
F L A W L E S S L Y T S T
E D U C A B L E S     E       L
A R T S O R   D E L D A R C Y
```

Puzzle # 179
ASSORTED WORDS 179

```
S   M I S C O N D U C T I N G
T T Y   G N I T R A P M I
    O N L     O   H     S
A   R E E     I O       H
R U G T M T       T R O T A R Y
E A D N U I A   L I     N E S
S   D I   R N U Y   D     T M I
E S   J O N E I Q       U Y E N
R A     O V O X L E     A M   E
V I     R U I B E E D     B C
I N     O R S W R I A     E U
N T       L N U A T M     R R
G L S L A I C O S A J E M     E
  Y R U C K S A C K L   D O
Q U A L I F I C A T I O N   M
```

Puzzle # 180
ASSORTED WORDS 180

```
S S B M O C Y E N O H
  O     H E R P E S
    I     H   S E C N U O R T
B E F C B R I G H T N E S S
E   L   N L A D X   U
H   Y B   U O R E O   C
E C S   A   N C C O B
M A P U   I   C K H U L
O N E M     V A W A I T I N G
T D C B       N     G V S A
H I K R       K E       E E   M
S D I A       E           S S
    A N G   G A R A G E
    T G E D Y H E D L A M R O F
      E   D       D E F I N E S
```

Puzzle # 181
ASSORTED WORDS 181

```
G R A N D D A D S
E N     S T S I L A B R E H
A M I S D I A G N O S I N G
V     T N A T C E F N I S I D
E     S E L B A N O D R A P
S T O G N I D I S I N T E R N
D G Q   N   L   S         U
R H N U   I   K O I     Q S M
O T A I E   N   C T   U M E
P   I N T N   N I A   A E U R
P   E D O C   A     L R G O
I     F B V H T T     B Y G L
N       R O R E T P A I L O
G         O O D D     N E G
L E M U R E S F K       G R Y
```

Puzzle # 182
ASSORTED WORDS 182

```
    S S E E L I A T T R I H S R
H   C E V C   R U L E R S I E
    T   A I I U           F X T
    O L B S S D         O T A
    S L G B E A O         R E L
S N D E C N I T V R       G E I
N   O G S N I N R N T     E N A
E L T I   I I R G U I N R T T
E   A N T S T O A   O     I H O
Z   G G     P D A L P   C E   R
E   E E     I L M     S     Y
S         L   R R E D L E I F
M A T U R E L Y C O L         D
  N O N E V E N T S W C
        D E I R R A P
```

Puzzle # 183
ASSORTED WORDS 183

```
  E C A N N O N B A L L S
S   T R P G     O U N S E A L S
  O A O I N R L B
      G N T L I E U L K N A R F
        R O U E Y T S E       L
Y E L L A I B U D T T M       A
            C S I P I A F A   B
R U M P U S E S R S T T U N B
    E X O N E R A T I N G L E
    M A N I C U R E P S       R
    L I B E R T I N E S I     G
        M O N O L O G I D     A
          G N I L E M M U P D S
G N I N A E L C E S U O H     T
D A N K E R E N I A G R A B
```

Puzzle # 184
ASSORTED WORDS 184

```
O P   L I A I S O N S       P
V O     F   C           J   S
E W D S U     H O       I   Y R
R E A   R G U   M       T   C A
A R N   I E N   C E     N   H G
C F K M O     K I S H L E   O G
T U E   U     S C R W I Y   S E
S L S   S R   P A A O D     I D
L T G     K   O H E R I S   L
Y       N     Y   O W L R N Y
  I N F R I N G E S C H C A G
    Y R A L L I X A M     S   M
A M T A H A M L A H T E L U
  E D I T O R I A L I Z E D B
    L A T N E D I C N I
```

254

Puzzle # 185
ASSORTED WORDS 185

```
    D        S E C I F F O
    I      S R E B B U L D N A L
T S        D E G R A L N E
P S S S E N E M A L A B I R T
R I I        P          C
I M Y R R   A    O     O
N U    B O E G N     R M
T L G S A L B N C    I P
O A    N R L F I I H F R U M P
U T       I O L    R E O   T M
T I          B L U S T E R E D S
S O          B O L    H R S
G N I K O O R O C       S F
S N O R T S M I C R O C O S M
       S T A E R T S I M
```

Puzzle # 186
ASSORTED WORDS 186

```
C F I N A L I Z I N G
  A   E S P I E T Y   D
      V L R B E E T L I N G
M R M A   B E         C
I   O U L   A L         K     M
R     T I I   T B       S     A
A P P E A R E D A B            G
C R       I E R   L I       H N
L E       V T       F U     O A
E   V         A C C   N Q M N
S D E R A U Q S   A A     I E I
B Y G O N E S E K A B M   S M
    F A M I L I A L     P P O
D E I R R E S C         U U
      T S E I Z E E R B N S
```

Puzzle # 187
ASSORTED WORDS 187

```
E        G C O M P O S U R E
    T    E N H Y D R O L O G Y
R G A    T T I    A    T
E   N C  N A T    J U
T S E I I   E L I    N M
A C R V L L   M O R A I S I N
L I A O I I P B P P I    P   D
I N P   O D O U S A R P    O
A T P   A M E R R L R E S    P
T I E   R    N B D O T T
I L R   T    I T R A W N N
N L S L I A J S    S A U E E I
G A    S    H       H Q S
  T    A C C E N T S    C   T
  E    N    S S E N I T T U N
```

Puzzle # 188
ASSORTED WORDS 188

```
    P A N G S Y
  E R D D   N    L          R
E   N E H E S I L N         O
  X   I T A R R L O E       O
I   P F C R N E E G S V     M
N F    I   L Y D G C G A O Y
T O    C A   A E C U N O R L
R O    A L T    C V R L U B A S
A T    T I   E F    R A A O   P
M F    I B   O S L    U F T B
U A    O A       R     I S T E
R L    N T       A   C   O S D
A L E C I T H I N T    K M
L S       O       S S E N E N O
      T E N T H S       S D R
```

Puzzle # 189
ASSORTED WORDS 189

	Y	C	A	R	I	P	S	N	O	C				
		R	T		L		S	G	I					
		I	E	H		E		E	E	N	M			
O	N	I	E		T		G	L	N	I	M			
V	K	S	R	T				N	B	T	D	U		
E	W	S	E		U			I	A	R	U	N		
R	E	U	B	U	C	O	L	I	C	S	C	U	E	E
P	L	E	Y	O	E						W	U	C	F
L	L	D	E	V	O	U	T	N	E	S	S	O	D	
A	S	P	I	R	A	T	I	O	N				D	E
Y	P		M	A	G	N	E	T	I	Z	I	N	G	
		P						D						
		D	E	L	L	E	N	N	A	H	C			
			N	O	I	T	A	N	I	M	A	X	E	
			S	E	D	U	T	I	T	L	U	M		

Puzzle # 190
ASSORTED WORDS 190

	N	I	M	B	L	E	N	E	S	S					
		B		O	P	T	I	M	I	Z	I	N	G		
			J	U	N	T	A	G	N	I	W	A	F	F	U	G
	F	L	I	R	T	A	T	I	O	N	S	S	O	P	I
M		E	D		O	W	N	E	D	H	B	A	N		
S	S			C	O			C	A	G	I	L	R	S	
Y	T	I	G		N	C		U	T	A	N	I	A	U	
S	V	U	O	N		E	K	R	H	W	I	G	M	F	
S	R	O	O	G	I		L	S		K	N	A	E	F	
I	G	E	H	G	N	M		O		I	E	T	D	I	
G	N	K	C	N	I	M	R	V	N	S	O	I	C		
N		I	N	N	A	J	I		E	S	R	C	I		
I				L	I	A	H	L	D	S	N	Y	A	E	
F			S	T		Y			S		E	L	N		
Y		S	E	I	R	A	U	T	R	O	M			B	T

Puzzle # 191
ASSORTED WORDS 191

S	D	E	H	T	U	O	M	D	U	O	L		
W	R			S			R						P
E	N	E	S	T	S	I	T	T	E	R	B	I	L	A
E	N	O	L		S	E	S			B			R
P		O	I	E		E	L	A		M			T
I	R	V	I	T	V		C	Z	O			U	I
N	S	E		T	A	O		I	Z		D	L	C
G	H	R	F		A	M	R	Y	D	E		I	U
S	A	L	P	E	S	R	A	G	G	N	B	S	L
M	O	A		C	S	A	L	S	G	U	M		A
A	R	L			T	E	L	C	E	E	A	E	R
N	D	I			U	N	I	X	L	L	J	I
S	S	N				R	D	H	E	B		Z
		G					E	E	X		A	E
		S	E	G	A	T	N	E	C	R	E	P	T

Puzzle # 192
ASSORTED WORDS 192

				D	E	R	A	N	G	E	M	E	N	T
H	S	H	I	T	C	H	H	I	K	E	D			
E		N		A		T	S	E	C	N	O	C	S	
A	P		I	M	R		D	P	D	R	A	W	O	T
D	L	U		S	O			E	M				N	G
D	A	N			U	U			D	E			T	R
R	Y	T			S	O	T			U	T		U	E
E	O	R			E		C	H			O	T	M	E
S	F	U			R	O	U	G	N	A	L	L	A	N
S	F	E			S	N	A	E	R	A	S	E	C	H
E	S	R		P	A	V	I	L	I	O	N		I	O
S	C	I	N	E	I	G	Y	H					O	U
		G	N	I	N	E	H	P	Y	H			U	S
	S	T	O	K	E	P	A	L	A	V	E	R	S	E
		B	L	O	O	D	I	N	G					

Puzzle # 193
ASSORTED WORDS 193

```
      M S I M E H P U E
  S N O I T N E T N O C       O
  S       D N A T O L L       R
M E         E E G             I
O A           K F I           E
N B L O W S I E R A D         N
O O S           C U R R E N T
R A F E V I S S A P L I A   A
A R A E L B I T C E L L O C T
I D X   B   P I L L O W U E
L S E     I M P A L A S     S
S   D         U P S T A G E D
    S W O R R U F
      A S S I G N A T I O N S
G N I L E L L A R A P
```

Puzzle # 194
ASSORTED WORDS 194

```
    K E Y N O T E D         P
    P     C R E E K S       O
    A       I B S H G U O L S
H   L   E Z I R A L U C R I C
A B S S     E C E       T
L A I   C   V G U C     E R
L C E B   I   N L I     S O
U T S L     T A   I A L T A
C E C I T N E R P P A G T S S
I R E T R Y   I A L     G E T
N I   Z     E   H U       A I
A A   E         S   T F     N
T D E S U O H T O H   A E   G
E H E A T H E R         C U
S R E T E M O N A V L A G   R
```

Puzzle # 195
ASSORTED WORDS 195

```
    E N Y M P H O M A N I A C S
P   V   R E I N V E S T E D H
P M   I           G             O
O I O   T R E M I N D           A
W S G R   O U N D O I N G       L
E T E R T E M   B I L K I N G
R R S H A R R O G A T I N G
L I D C S V E E T D E F I A W
E A D E O I I I V U Y         B
S L   N U U D T C E A D
S S     E G T N A E S   D
N       M O I A T E R   U
E N I W T N E V N R I L E   M
S   D E T L E M S G B O F P
S       G N I K C A S N A R
```

Puzzle # 196
ASSORTED WORDS 196

```
  C R O W B A R S T R U M P S
  S R O T A R E N I C N I
  E V E N T   H I   T R I B E F
  Y E N T H R O N E M E N T L
  G L   O E E D R F           U
L   N L B I M G E D E         B
O     I A   T P D W E R       B
R C     T I   A T I E D N     E
D   A S C H N M Z U R D     O D
S       S H   G E S I O R L   S
H       E T P I G I L U O I
I       S W R R F N T A S P M
P         O I O G O I C
T N E V L O S R G W O C L O
  R E L L E W S K   L D   E L
```

Puzzle # 197
ASSORTED WORDS 197

```
T R O U B L E S     A
Y A W R O T O M       D           S
        S C A L P       B   M C
L R     S G R E T N U H M E A
  O E G I D N           A L
  R O N N K N I         T L
      E K E I C A P T I V E B I
        T S W T O L P U     A O
V E E P S   A A L S O A   L N
      S C O O P L I B I L L L
          F   S V       M
R E L B B I R D E C E I T   U
S T C I R T S I D E R L
P R O B A T I O N E R S L
  S K C A J R E K C A R C A
```

Puzzle # 198
ASSORTED WORDS 198

```
        D E F L E C T I O N S
S S I E A R T H S H A K I N G
  D N L I   S H T G N E L I
    R O I N     T         N
      A I N E H O A X I N G S
    B   O T A X O   R       T
      A   B I P O N   B     A
Y     R S K D M R O         L
  L   C O A C E A A R       L
  E N D U I N G A P C B S   A
    E     O E O L X   L     T
      V     T S T B E   Y I
        E     S S           O
C O M P U T E R I Z E D     N
    C H E R O O T S
```

Puzzle # 199
ASSORTED WORDS 199

```
        A R T S O R I D I N G
S S E N S U O I D O L E M
    A T S I V Q U A L I F I E D
S K R O W E C I T T A L W
    L     R O S E A T E H
S D E D U O R H S   A C E
  A   A   C H A R A C T E R S
Q   M A R K U P     E I Z
U     U   N U K E D T O E
I       P   S       A N S
E G N I F I O C A S T I N G S
T         E C N A R E B U X E
E G N I T P I R C S
S T N E M E E R G A S I D
T S T A O B L I A S K I E D
```

Puzzle # 200
ASSORTED WORDS 200

```
F L U C T U A T I O N P
S S   C O W I N E F F A B L E
T N M G U M O S C I L L A T E
A V O I N C P O         P
K A   I L I K A Z       I   R
I T Y   T E T O C Y     T   E
N T   L N A M E L T T A C   D
G E     E   N C V D     T   E
    D       R   G I O I I   R P
S           D E V I H C N   E L
H U F F I L Y M   S T G G R O
O J A C K K N I V E S E   O Y
W       S E S U T P Y L A C U E
E     E N O H P O M A R G   T D
D N O I T C I L E R E D     E
```

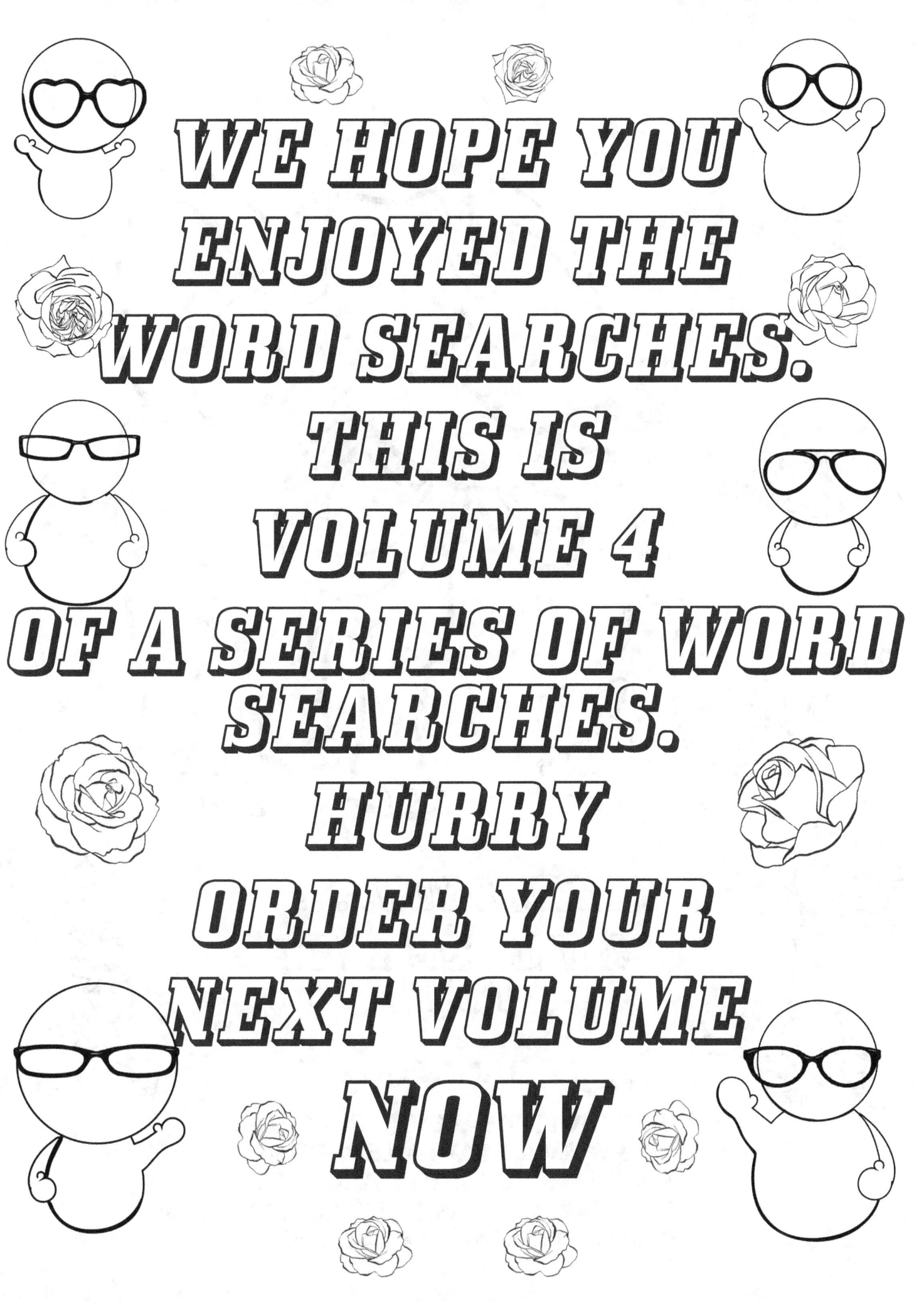

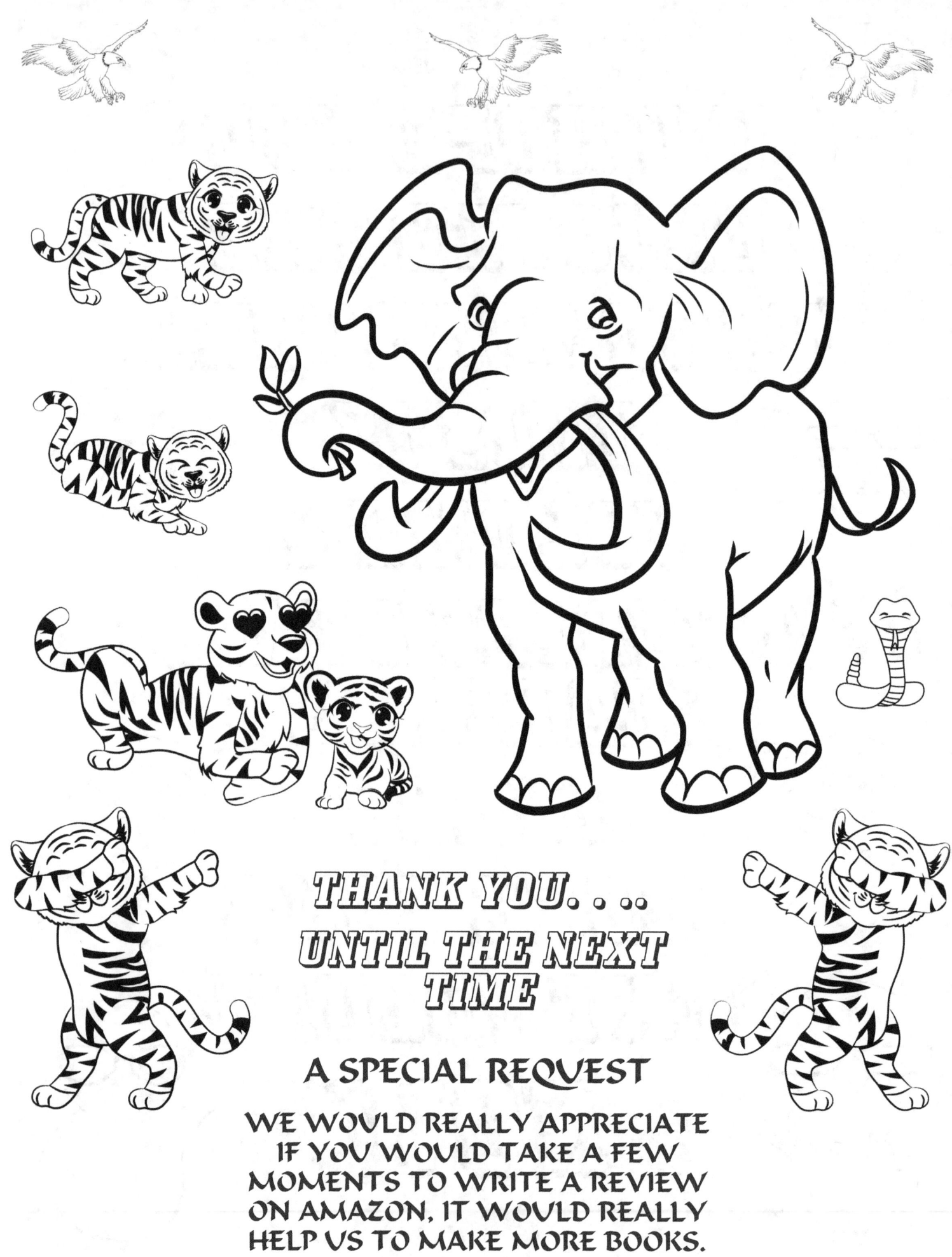

www.ingramcontent.com/pod-product-compliance
Lightning Source LLC
Chambersburg PA
CBHW060410220526
45465CB00008B/2834